Dr. rer. nat. Vera Rosival

Hyperaktivität natürlich behandeln

So helfe ich meinem Kind bei Übererregbarkeit, starker innerer Unruhe, übersteigertem Bewegungsdrang, extremen Stimmungsschwankungen, Lernschwierigkeiten, ausgelöst durch Stoffwechselstörungen.

Hilfe und kompetenter Rat für die Eltern.

Bewährte Naturheilmittel, Anwendungen und Übungen.

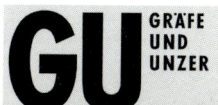

GU GRÄFE UND UNZER

Wichtiger Hinweis

Dieses Buch enthält Erläuterungen und Empfehlungen zur naturgemäßen Behandlung des »Hyperkinetischen Syndroms« bei Kindern – ausgelöst durch Stoffwechselstörungen.

Die von der Autorin vertretenen Auffassungen in bezug auf Krankheitsursache, Krankheitsentwicklung und naturgemäße Behandlung, die auf jahrelanger therapeutischer Erfahrung basieren, unterscheiden sich von jenen der Schulmedizin.

Die Eltern hyperkinetischer Kinder sind aufgefordert, in eigener Verantwortung zu entscheiden, ob und inwieweit die dargestellte naturgemäße Behandlung für sie eine Alternative zu schulmedizinischer Behandlung ist.

Die von der Autorin gegebenen Empfehlungen, einen Therapeuten zu Rate zu ziehen (Seite 11 und 17), sowie die im Text jeweils ausgewiesenen Grenzen der Behandlung sind sorgfältig zu beachten.

Denken Sie daran:

Wenn Sie nicht sicher sind, ob es sich bei Ihrem Kind um ein »Hyperkinetisches Syndrom« handelt, sollten Sie unbedingt einen erfahrenen Arzt oder Therapeuten um Rat fragen.

Inhalt

Symptome und Therapie-Empfehlungen 42

Die Grundbehandlung 63

Hilfe durch die Eltern 66

Inhalt

Ein Wort zuvor

Nach übereinstimmenden und zuverlässigen Erhebungen sind weltweit zwischen 10 und 20 Prozent aller Kinder und Jugendlichen unter 20 Jahren am Hyperkinetischen Syndrom erkrankt. Bei dieser Krankheit – der Begriff »Syndrom« sagt es aus – handelt es sich um ein Krankheitsbild mit mehreren charakteristischen Symptomen (Symptomenkomplex). Über Ursachen und Entwicklung dieser Krankheit, auch »Hyperaktivität« genannt (→ Seite 7), wird kontrovers diskutiert, weil sie noch nicht ausreichend erforscht ist. So wird verständlich, daß Ärzte und Therapeuten auch über die Behandlung nicht einer Meinung sind.

Dieses Buch basiert auf jahrelangen Erfahrungen mit der Behandlung sehr vieler hyperkinetischer Kinder, die nach relativ kurzer Behandlungszeit dauerhaft beschwerdefrei wurden. Es soll den Eltern von hyperkinetischen Kindern helfen, die Krankheit unter anderen als den möglicherweise gewohnten Aspekten zu sehen, zu erfahren, daß sowohl der Hyper- als auch der Hypoaktivität eine Stoffwechselstörung zugrunde liegen kann, die es zu behandeln gilt.

Die Ursache von Hyper- und Hypoaktivität

Bitte lesen Sie alle Erläuterungen in Ruhe durch, machen Sie sich mit Zusammenhängen vertraut. Ich habe mich bemüht, Ihnen so viel detaillierte Erklärung zu geben, wie Sie brauchen, um einen guten Einblick in das komplexe Stoffwechselgeschehen zu bekommen. Ich möchte, daß Sie erkennen, wie viele Reaktionen im Stoffwechsel voneinander abhängen, wie sehr eins ins andere greifen muß, um uns Gesundheit zu »garantieren«. Gesundheit von Körper, Seele und Geist, denn auch unser seelisches Befinden, unser Verhalten und unsere geistigen Fähigkeiten werden vom Stoffwechselgeschehen beeinflußt – sowohl in negativem als auch in positivem Sinn.

Liegt eine andere als die dargestellte Ursache vor, sind andere therapeutische Maßnahmen erforderlich. Beachten Sie bitte:

Information ist wichtig, aber sie ersetzt nicht die Erfahrungen des Arztes oder Therapeuten. Fragen Sie ihn, wenn Sie nicht sicher sind, ob Ihr Kind wirklich am Hyperkinetischen Syndrom erkrankt ist.

Hyperaktivität – was ist das?

In unserer hektischen Welt sind die Kinder so vielen unterschiedlichen Reizen ausgesetzt, daß es niemanden verwundern kann, wenn sie zum »Zappelphilipp« werden. Man nennt diese Kinder sowohl »hyperkinetisch« als auch »hyperaktiv« – Bezeichnungen, die ähnliches aussagen: *hyper* kommt aus dem Griechischen und bedeutet *über, übermäßig; kinetisch,* ebenfalls griechischen Ursprungs, läßt sich übersetzen mit *auf Bewegung beruhend.* Mit *hyperkinetisch* wird also ein *übermäßiger Drang zur Bewegung* bezeichnet. *Hyperaktiv,* überaktiv, meint den *übermäßigen Drang zum Tun.* Unter Syndrom versteht man, wie gesagt, einen Symptomenkomplex – ein Krankheitsbild mit mehreren charakteristischen Krankheitszeichen.

Im »Roche Lexikon Medizin« (2. Auflage 1987, Urban und Schwarzenberg) ist die »Hyperaktivität« folgendermaßen definiert: »Übersteigerter Drang zu motorischen Äußerungen bei psychischer Unruhe, zum Beispiel bei Manie oder psychotisch/organisch bedingten Erregungszuständen«.

Diese Erkrankung wird häufig auch als »MCD« (minimale cerebrale Dysfunktion) bezeichnet, in der Schweiz als »POS« (Psychisch Organisches Syndrom). Das hyperaktive/hyperkinetische Syndrom läßt sich mit den üblichen Labormethoden kaum diagnostizieren. Nicht zuletzt deswegen ist es für Eltern immer wieder schwierig, Hilfe zu finden. Meist wird ihnen gesagt: Sie haben eben ein sehr lebhaftes, temperamentvolles Kind, vielleicht ist es schlecht erzogen, also finden Sie sich damit ab!

Die Krankheit wird selten erkannt

Bei manchen Kindern schlägt die Überaktivität ins Gegenteil um, in die Hypoaktivität, sie können ihre Unruhe und den übersteigerten Bewegungsdrang nicht äußern und erkranken häufig nach der Pubertät an Depressionen oder Psychosen. 1975 veröffentlichte die Heidelberger Apothekerin Hertha Hafer Beobachtungen an ihrem hyperaktiven Sohn und eine Untersuchung von Zusammenhängen zwischen MCD und jugendlicher Kriminalität. Sie dachte, daß es sich beim hyperaktiven Syndrom um eine Phosphat-Überempfindlichkeit handeln müsse, die im Gehirn, genauer gesagt im Bereich der Neurotransmitter oder »Überträgerstoffe«, Fehlreaktionen auslöse. Überall in Deutschland bildeten sich

Selbsthilfe der Eltern

zahlreiche Selbsthilfegruppen. Die meisten von ihnen schlossen sich in der »Phosphat-Liga« zusammen. Der Erfahrungsaustausch half den überforderten Eltern.

Heute wissen wir, daß nicht die Phosphate die Ursache sind, sondern daß das Problem weitaus komplizierter ist, und daß eine Diät die Behandlung nicht ersetzen kann. Aufgrund dieser Erkenntnis hat sich auch die »Phosphat-Liga« schon vor Jahren in »Arbeitskreis überaktives Kind« umbenannt.

Stoffwechselstörung und Verhalten

Hyperaktivität und ihr Gegenteil, die Hypoaktivität, können durch Stoffwechselstörungen ausgelöst sein. Dieser Ratgeber soll Ihnen helfen, mit solchen Störungen umzugehen und sie – Schritt für Schritt – zu überwinden.

Hyper- und Hypoaktivität

Hyperaktivität und Hypoaktivität äußern sich in Verhaltensweisen, die deutlich von der Norm abweichen.

Die Fragen auf Seite 12 helfen Ihnen, solche Abweichungen zu erkennen.

Sie werden fragen: Was hat der Stoffwechsel mit dem Verhalten eines Kindes zu tun? Sehr viel. Wenn Sie nur die rechte Hand heben, um eine Buchseite umzublättern, treten ungezählte Körperzellen in Aktion. Hirnzellen übersetzen Ihre Absicht in Befehle, die über Nervenleitungen an die Muskeln weitergegeben werden. Andere Zellen melden die neue Haltung der Hand zurück ans Gehirn. Drüsen werden dazu angeregt, Hormone und Neurotransmitter (Signal- und Überträgerstoffe) auszuschütten, die Ihre Konzentration und Aufnahmebereitschaft für den gelesenen Text verbessern.

In allen beteiligten Zellen laufen biochemische Prozesse ab, bei denen Stoffe aus dem Blut gebraucht und verbraucht werden.

Störung der biochemischen Prozesse

Sobald der Stoffwechsel nachhaltig gestört ist, werden Ihre Bewegungen unkontrolliert, Sie können die nächste Seite nicht richtig umblättern und sich nicht darauf konzentrieren, was Sie lesen. So geht es den hyperaktiven Kindern.

Normales, kontrolliertes Verhalten ist nur möglich, wenn die biochemischen Prozesse in den Zellen und die Kommunikation der Zellen untereinander geordnet ablaufen. Ist dieses Gleichgewicht gestört, wird auch das Verhalten auffällig. Jeder Versuch, es durch psychotherapeutische Maßnahmen zu normalisieren, muß scheitern, wenn nicht zugleich die das »Fehlverhalten« auslösende Stoffwechselstörung behandelt wird. Körper und Seele bilden eine untrennbare Einheit mit vielfältigen, noch nicht restlos erforschten Querverbindungen und Wechselwirkungen.

Warum sich die Krankheit ausbreitet

Nun wird verständlich, warum immer mehr Kinder gerade jetzt am Hyperaktiven Syndrom erkranken. Einerseits werden Stoffwechsel und körpereigene Abwehr zunehmend durch Umweltbelastungen, Ernährungsfehler, Medikamentenmißbrauch, Unterdrückung von Kinderkrankheiten oder fiebrigen Infekten sowie Impfungen bei nicht völlig gesunden Kindern gefährlich überlastet. Andererseits hat die Psyche einer Überflutung durch Streß, Leistungsanforderungen, Lärm, optischen Eindrücken, Konsumzwang und mangelnder Nestwärme standzuhalten.

Überlastung des Stoffwechsels

Die Folgen sind neben der Überaktivität auch Wahrnehmungsstörungen, Konzentrationsschwäche, Lernschwierigkeiten, Anfälle von unkontrolliertem Jähzorn, mangelnde Koordination von Bewegungen, Störungen der Grob- und Feinmotorik beim Greifen, Schlaflosigkeit, Ängste, Sprechschwierigkeiten wie Stottern, Tics, Einnässen und Einkoten. Aber auch organische Störungen wie Verstopfung, Blähungen, Koliken, Magen-Darm-Entzündungen, Muskelschwund, Neurodermitis, Ekzeme, Migräne können auftreten und weitere schwere Störungen (→ Seite 58).

Die Folgen

Hilferuf und Schuldgefühle

Beim hyperaktiven Kind ist auffälliges Verhalten keine Böswilligkeit, sondern ein Hilferuf: Bei mir stimmt etwas nicht! Es ist über das ständige Anecken und die innere Unrast

Das Leiden der Kinder

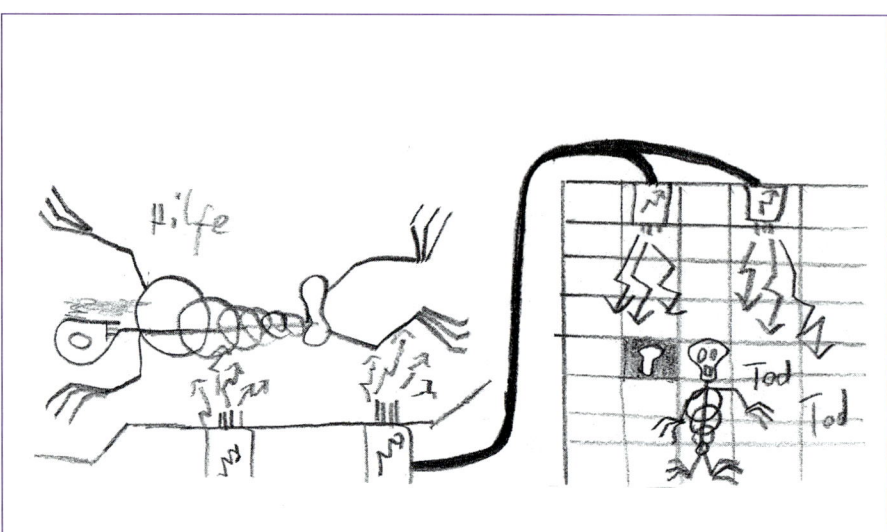

»Das bin ich« – ein 8jähriger hyperaktiver Junge hat dies gezeichnet.

selbst unglücklich, kann das aber nur schwer ausdrücken. In Zeichnungen (→ oben und Seite 16) und Szenotests kommt die seelische Not manchmal zu Tage: Da ist ein Gefühl der Enge in der Brust, tief drin ein Zappeln und Vibrieren, als stünde ich unter Strom, mein Kopf platzt, keiner mag mich, weil ich mich schlecht benehme und immer auffalle. Ich mache meine Familie kaputt und kann doch nichts dafür.

Hinzu kommt das Erlebnis körperlicher Schmerzen durch Verletzungen, denn solche Kinder erleiden überdurchschnittlich häufig Unfälle.

Das Leiden der Eltern Die betroffenen Eltern fühlen sich nicht ernst genommen, mit ihren Problemen alleingelassen, von der Gesellschaft ausgeschlossen. Ohne greifbaren Erfolg versuchen sie alle möglichen Therapien und plagen sich mit qualvollen Diätversuchen ab. Diät ist eine Maßnahme zur Entlastung des Stoffwechsels, aber für sich allein noch keine Behandlung.

Schuldgefühle kommen hinzu: Ich ertrage das Kind nicht mehr, auch wenn ich es noch so sehr liebe. Was haben wir nur falsch gemacht? Mit diesem Kind können wir uns nur schämen.

Da ihnen niemand ihre Verantwortung abnimmt, lesen sie Bücher, sammeln alle Informationen und resignieren am Ende doch oder brechen vor Erschöpfung zusammen. Ich habe eine verzweifelte Mutter erlebt, die ihr Kind mit Handschellen gefesselt in meine Praxis brachte, damit es nicht davonlaufen und unter das nächste Auto geraten sollte. Eine andere Mutter wurde von ihren beiden hyperaktiven Söhnen mit Stöcken geschlagen, als sie hilflos mit einer schweren Grippe und hohem Fieber im Bett lag. Die Kinder waren nicht in der Lage, ihren Ausbruch von Aggressionen zu kontrollieren. Ähnliche Klagen höre ich in meiner Praxis immer wieder.

Ich möchte es wiederholen: Seit Jahren behandele ich hyper- und hypoaktive Kinder mit Stoffwechselstörungen auf die in diesem Buch dargestellte Weise. Die Kinder sind nach relativ kurzer Behandlungsdauer beschwerdefrei. Immer wieder durchgeführte Kontrolluntersuchungen bestätigen dies.

Wichtig Natürlich weiß ich, daß meine Therapiemethoden sich unterscheiden von jenen Behandlungsmaßnahmen, die üblicherweise beim Hyperaktiven und Hypoaktiven Syndrom eingesetzt werden. Wenn es aber gelingt, mit »unüblichen«, dazu einfachen naturgemäßen Methoden das Leiden von Kindern (und die Not von Eltern) zu lindern, ist es, so meine ich, Verpflichtung, Betroffenen diese Methoden vorzustellen. Jeder muß seine Entscheidung, welche Behandlung er für sein Kind wählt, ob eine heilpädagogische, psychologische oder andere Art, natürlich selbst treffen. **Die Eltern müssen entscheiden**

* Eltern, die meinen Empfehlungen folgen wollen, sollten dies mit dem ihr Kind behandelnden Arzt besprechen.

* Eltern, die sich nicht sicher sind, ob bei ihrem Kind ein Hyperaktives oder Hypoaktives Syndrom vorliegt, sollten sich mit Hilfe einer Untersuchung durch einen darin erfahrenen Arzt Klarheit verschaffen.

Ist mein Kind hyperaktiv?

Alte Geschichten vom Zappelphilipp (Bewegungsdrang aus innerer Unruhe), Struwwelpeter (Berührungsängste) oder von dem Mädchen mit den Streichhölzern (Wahrnehmungsstörungen, unrealistische Einschätzung von Gefahren) belegen, daß man das Hyperaktive Syndrom schon sehr lange kennt.

Im Folgenden habe ich Ihnen einige Fragen zusammengestellt, deren Beantwortung Ihnen erste Hinweise darüber geben kann, ob Ihr Kind hyper- beziehungsweise hypoaktiv ist.

Beantworten Sie diese Fragen

1. Ist mein Kind unruhig, überaktiv, kann es nicht stillsitzen?
2. Ist es leicht erregbar, reagiert es impulsiv?
3. Stört es andere Kinder?
4. Ist die Aufmerksamkeitsspanne kurz? Fängt es oft etwas an, ohne es zu Ende zu führen?
5. Zappelt mein Kind dauernd? Bewegt es unnötig Arme und Beine?
6. Läßt es sich leicht ablenken?
7. Reagiert mein Kind mit Enttäuschung, wenn Wünsche nicht sofort erfüllt werden?
8. Weint es häufig ohne ersichtlichen Grund?
9. Gibt es häufige und extreme Stimmungsschwankungen von »himmelhoch jauchzend« bis »zu Tode betrübt«?
10. Neigt mein Kind zu plötzlichen Wutausbrüchen und anderen unberechenbaren Verhaltensweisen?

Klärung durch Untersuchung

Wenn Sie über die Hälfte der Fragen mit »Ja« beantwortet haben, sollten Sie Ihr Kind von einem erfahrenen Arzt oder Therapeuten untersuchen lassen. Nur der Fachmann kann mit Hilfe einer genauen Untersuchung klären, ob tatsächlich eine Hyper- oder Hypoaktivität bei Ihrem Kind vorliegt, und wodurch diese Erkrankung verursacht ist.

Hyper- und hypoaktive Kinder haben etwas gemeinsam: die innere Unruhe. Hyperaktive fallen immer und überall durch ihr Verhalten auf, während hypoaktive Kinder sich in ihr Schneckenhaus zurückziehen.

Bei den hyperaktiven Kindern unterscheiden wir:
Kinder ohne Entwicklungsstörungen – sie sind durch folgende Auffälligkeiten gekennzeichnet:

❋ Mangelnde Impulskontrolle: Alle Handlungen sind spontan, oft unüberlegt, ohne Rücksicht auf Anweisungen, Erziehung oder drohende Strafen.

❋ Wutanfälle: Ein minimaler Anlaß kann zu einem extremen Ausbruch führen.

❋ Aggression: Angeborene und gelernte Hemmschwellen sind deutlich herabgesetzt, Reaktionen überschießend und unvernünftig.

❋ Selbstzerstörung: Die Kinder fügen sich selbst Schmerz zu und verlieren jedes Maß für nachteilige Folgen ihres Handelns.

❋ Erhöhte Ablenkbarkeit: Schon ein kleines Geräusch bringt das Kind »aus dem Takt«.

❋ Gestörte Feinmotorik: Es fällt diesen Kindern schwer, kleine Gegenstände zu greifen, einen Faden in die Nadel einzuführen, einen kleinen Kreis zu zeichnen.

❋ Störung des Sozialverhaltens: Hyperaktive Kinder können nicht friedlich mit anderen spielen, sie kratzen, beißen, spucken unvermittelt und laufen vor jedem sozialen Zwang davon.

❋ Wahrnehmungsstörungen: Gelerntes wird vergessen, Sehen und Hören kann nicht in Handeln umgesetzt werden, Gefahren werden nicht als solche wahrgenommen.

❋ Koordinationsstörungen: Beim Arbeiten, Basteln oder Spielen können Bewegungen von Händen oder Füßen schlecht aufeinander abgestimmt werden.

❋ Konzentrationsschwäche: Ein gesundes Kind kann sich 10 bis 15 Minuten auf eine Sache konzentrieren; beim hyperaktiven Kind sind es nur wenige Minuten.

❋ Lernschwierigkeiten: Gelesenes und Gehörtes wird nicht aufgenommen und verarbeitet, Gelerntes rasch vergessen, das Kind kompensiert den schulischen Mißerfolg, indem es sich als »Klassenkasper« aufspielt.

❋ Redefluß: Hyperaktive Kinder können pausenlos reden, ohne etwas zu sagen.

Kinder ohne Entwicklungsstörungen

Kinder mit Entwicklungsstörungen – bei ihnen sind nicht nur Verhaltensauffälligkeiten, sondern auch Rückstände in ihrer altersgemäßen Entwicklung zu beobachten:

Kinder mit Entwicklungsstörungen

* Gestörte Sprachentwicklung: Kleinkinder beginnen später als normal zu sprechen, viele stottern, das Sprachverständnis kann lückenhaft sein.
* Motorische Störungen: Kleinkindern fällt es schwer, Bauklötze aufeinanderzutürmen, sie bleiben auch später in ihren Fertigkeiten auffallend ungeschickt.
* Übersetzungsfehler: Den Kindern gelingt es nur unvollkommen, Wahrnehmungen mit gespeicherten Erfahrungen zu vergleichen und daraus die richtigen Folgerungen abzuleiten. Sie lernen nicht aus Fehlern, sondern wiederholen sie.

Ist mein Kind hypoaktiv?

Stoffwechsel-
störung –
Das Hypoaktive Syndrom kommt weitaus seltener vor als das Hyperaktive Syndrom. Eine Unterscheidung ist deshalb schwierig, weil Ursachen und Symptome sehr ähnlich sind. Erste Hinweise können die Fragen auf der Seite 12 geben. Es handelt sich um dieselbe Krankheit, nur ohne das Symptom der Hyperaktivität.

Es gibt extrovertierte und introvertierte Menschen. Die einen tragen ihre Gefühle zur Schau, die anderen machen aus ihrem Herzen eine Mördergrube.

– mit zwei
Erscheinungs-
bildern
Hypoaktive Kinder sind insofern schlechter dran als hyperaktive Kinder, als sie weniger auffallen. Sie sind ruhig, lieb, brav, gehorsam und angepaßt, aber sie leiden unter ihrem Anderssein mindestens so sehr wie die auffälligen überaktiven Kinder.

Insofern ist das seltenere Hypoaktive Syndrom keine eigenständige psychosomatische Störung, vielmehr ein Sonderfall des Hyperkinetischen Syndroms (HKS), mit dem sich dieses Buch befaßt.

Um auch dieser unauffälligen Gruppe leidender Kinder wirksam helfen zu können, müssen wir die Symptome ihrer verborgenen Krankheit kennen:

Symptome
* Weinerlichkeit: Beim geringsten Anlaß kommen die Tränen. Deshalb werden solche Kinder oft als »Mamasöhnchen« oder »Heulsuse« verspottet.

* Introvertiertheit: Hypoaktive Kinder treten aus Angst vor der Realität die Flucht nach innen an, werden zu Träumern und können Empfindungen nicht äußern.

* Kontaktarmut: Andere, robuste Kinder können mit diesen »Mimosen« wenig anfangen. So werden hypoaktive Kinder – manchmal ein Leben lang – zu Einzelgängern.

* Autistisches Verhalten: Eine Theorie besagt, daß die Anlagen zum autistischen Syndrom im Erbgut festgelegt seien, die völlige soziale und gefühlsmäßige Isolation aber wird wohl durch das Hypokinetische Syndrom und andere Einflüsse (Mißhandlung) begünstigt.

* Sprachlosigkeit: Die physisch bedingte Unfähigkeit zu sprechen oder eine stark verzögerte Sprachentwicklung weist oft auf ein hypokinetisches Syndrom hin, falls keine Hirnverletzung vorliegt.

*»Das bin ich« –
ein 6jähriger
hypoaktiver
Junge hat dies
gezeichnet.*

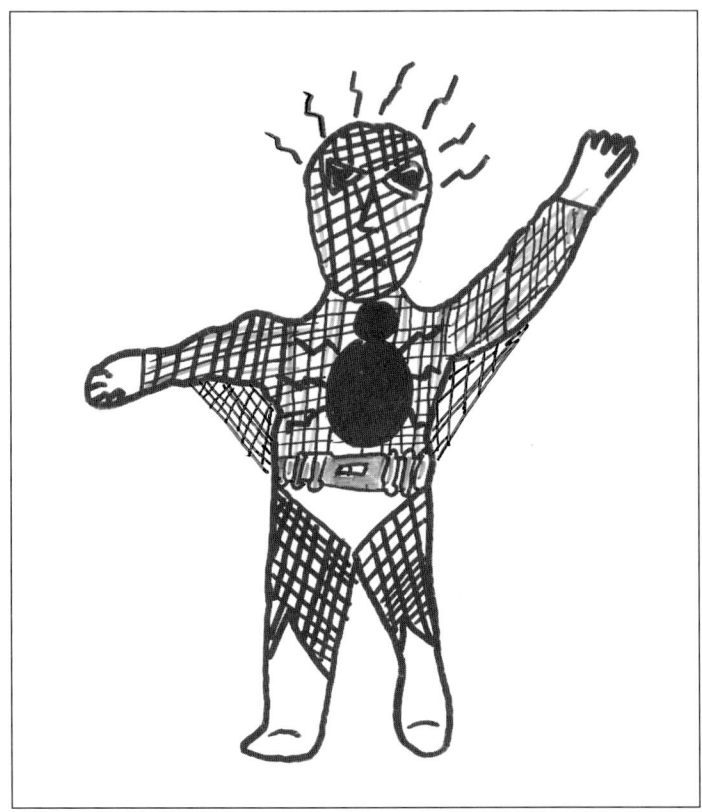

❋ Magersucht: Die »Anorexia nervosa« ist die unbewußte Weigerung, erwachsen zu werden. Dahinter kann ein Protest stehen, aber auch ein Hypokinetisches Syndrom.
❋ Ablehnende Haltung: Es gibt Kinder (auch Erwachsene), die alles zunächst einmal ablehnen.

Frühzeitige Behandlung erhöht die Heilungschancen

Die Auffälligkeiten bei der Hyperaktivität und der Hypoaktivität können ausgelöst sein durch eine Stoffwechselstörung. Werden diese Auffälligkeiten nicht rechtzeitig oder gar überhaupt nicht behandelt, können sich meiner Erfahrung nach schwere Störungen entwickeln (→ Seite 58).

* Eltern, die sich nicht sicher sind, ob bei ihrem Kind ein Hyperaktives oder ein Hypoaktives Syndrom vorliegt, sollten sich mit Hilfe einer Untersuchung durch einen erfahrenen Therapeuten (Kinderarzt, Kinderpsychiater, -psychologe) Klarheit verschaffen.

* Eltern von Kindern, bei denen die Diagnose »Hyperaktives/Hypoaktives Syndrom« bereits gestellt wurde, sollten, bevor sie Empfehlungen dieses Buches folgen, mit dem behandelnden Therapeuten sprechen.

Sie als Eltern sind verantwortlich für das Wohlergehen Ihres Kindes. Diese Verantwortung schließt ein, daß Sie klare Entscheidungen zu treffen haben, welche Behandlung Sie für Ihr Kind wählen, wenn es an diesem Symptomenkomplex leidet.

Wenn Sie meinen Empfehlungen folgen wollen, beachten Sie bitte auch dies:

* Die Therapie-Empfehlungen (→ Seite 42) gelten den möglicherweise auftretenden Auffälligkeiten. Im Text ausgewiesen ist jeweils, in welchen Fällen der Therapeut behandelt, wann und wie Eltern ihrem Kind helfen können und bei welchen Auffälligkeiten Therapeut und Eltern gemeinsam handeln.

Die Grundbehandlung (→ Seite 63) muß von einem erfahrenen Therapeuten durchgeführt werden.

* Die im Kapitel »Hilfe durch die Eltern« (→ Seite 66) zusammengestellten Empfehlungen unterstützen die leibseelische Gesundung eines Kindes, das an Hyper- oder Hypoaktivität leidet.

Die Ursachen des Hyperkinetischen Syndroms

Kaum eine andere Krankheit hat so viele verschiedene Gesichter wie Hyper- und Hypoaktivität. Bei einer Störung im Stoffwechsel können schon die Inhaltsstoffe einer einzigen unverträglichen Mahlzeit ausreichen, um ein »Ausflippen« oder eine Migräne auszulösen. Dabei entsteht eine Wechselwirkung zwischen Körper und Psyche: Der Stoffwechsel hat einen Einfluß auf die seelische Verfassung und umgekehrt. Wenn wir mit einer Infektion im Bett liegen, fühlen wir uns seelisch miserabel, umgekehrt ist es so, daß psychischer Druck wie Prüfungsangst einen Durchfall auslösen kann.

Körperliche und seelische Ursachen

Ist die Harmonie zwischen Körper und Seele gestört, kann es zu Krankheiten kommen. Sie werden durch Einflüsse ausgelöst, die entweder von innen oder von außen kommen können. Diese Auslöser wollen wir uns genauer ansehen.

Innere Ursachen von Stoffwechselstörungen

Sie beißen ein Stück Brot ab und kauen es. Bereits mit dem Einspeicheln beginnt die Verdauung. Dann gelangt der Nahrungsbrei in den Magen, in Dünndarm, Dickdarm und Mastdarm. An jeder dieser Stationen werden dem Bissen Butterbrot andere Stoffe – Fett, Kohlenhydrate, Eiweiß, Vitamine und Mineralstoffe – entnommen, die der Körper entweder zum Aufbau neuer Zellen oder als Arbeitsenergie braucht. Überschüsse werden für später gespeichert. Der nicht mehr verwendbare Rest wird ausgeschieden.

Die Arbeit der Verdauung

Was in den verschiedenen Stationen des Verdauungsvorgangs dem Bissen Brot entzogen wurde, ist in der »Rohform« für den Organismus noch nicht brauchbar. Die Nahrung wird in einer langen Kette komplizierter Einzelschritte aufgespalten, auf-, um- und abgebaut, weil jeder von vielen tausend verschiedenen Lebensvorgängen eine andere Energie braucht. Im Vergleich zu der wunderbaren biochemischen Fabrik in unserem Körper ist die modernste Ölraffinerie simpel und primitiv.

Das Chemie-werk des Stoffwechsels

Unser Stoffwechsel erzeugt aus der Nahrung auch Aminosäuren, aus denen die Neurotransmitter entstehen, also Überträgerstoffe, die bei der Weiterleitung von Nervenimpulsen in Gehirn und Zentralnervensystem eine wichtige Rolle spielen. Ein Mangel an diesen Stoffen führt zu typischen Ausfällen, wie sie beim Hyperkinetischen Syndrom auftreten.

Die Gesamtheit aller physikalischen und chemischen Vorgänge im Körper, die ihn heranwachsen lassen, ihn viele Jahre lang am Leben erhalten und ihm die für jede Bewegung, für jeden Gedanken notwendige Energie liefern, nennt man Stoffwechsel.

Beim gesunden Menschen funktioniert dieses wundersame »Chemiewerk« reibungslos und fehlerfrei. Mehr noch: Die Natur hat uns mit einem leistungsfähigen »Reparatursystem« ausgestattet, das schädliche Einflüsse und Pannen aller Art automatisch ausgleicht und behebt – allerdings nur so lange, bis die Leistungsgrenze der körpereigenen Selbsthilfe erreicht ist. Danach kommt es zu Stoffwechselstörungen, die entweder erblich bedingt sein können, also infolge eines zu schwachen Reparatursystems entstehen, oder durch eine Überbeanspruchung unserer natürlichen Gesundheitsreserve.

Störungen

Zunächst befassen wir uns mit den Störungen, die von innen kommen. Später kommen wir zu den äußeren Ursachen von Stoffwechselstörungen (→ Seite 30). Meistens treten beide gleichzeitig auf. Wir werden also immer nach mehreren verschiedenen Ursachen suchen müssen.

Geschwächte Bauchspeicheldrüse

Lebenswichtige »Rohstoffe«

Die Bauchspeicheldrüse ist ein für den Stoffwechsel sehr wichtiges Organ. Sie produziert die Enzyme, mit deren Hilfe die im Magen vorverdauten Eiweißstoffe aus der Nahrung im Dünndarm in ihre Bausteine, die Aminosäuren, aufgespalten werden. Diese gelangen durch die Wand des Dünndarms mit dem Blut in die Leber. Die Aminosäuren sind der Rohstoff für weitere Enzyme, für Neurotransmitter und Antikörper, die Abwehrstoffe des lebenserhaltenden Immunsystems.

Lebenswichtige Aminosäuren

Einige Aminosäuren werden vom Körper selbst gebildet, andere, die »essentiellen«, also lebenswichtigen, müssen über die Nahrung zugeführt werden. Fehlt nur eine einzige Aminosäure, sind Abwehrschwäche, organische und seelische Störungen die Folge.

Die Gesundheit hängt also in besonderem Maße vom reibungslosen Funktionieren der Bauchspeicheldrüse ab; vergleichbar einem Motor, der nur dann einwandfrei läuft, wenn alle Einzelteile aufeinander abgestimmt und funktionstüchtig sind. Ist nur eine Schraube locker, führt dies zu Betriebsstörungen.

> Deshalb muß bei jeder Stoffwechselstörung zuerst die Bauchspeicheldrüse kontrolliert und, falls nötig (→ Seite 67), behandelt werden.

Störungen im Säure-Basen-Haushalt

Die verschiedenen Aminosäuren können ihre Aufgaben nur dann einwandfrei erfüllen, wenn der Säure-Basen-Haushalt im Gleichgewicht ist. Den jeweils idealen Säuregrad nennt man auch das pH-Optimum. Weicht der pH-Wert im Darm vom Idealzustand ab, kommt es entweder zu einer Verschiebung in Richtung sauer oder in Richtung alkalisch.

Verschiebung des Gleichgewichts

Jede Verschiebung des pH-Wertes hat fatale Auswirkungen auf die Verarbeitung der Nahrungseiweiße. Einige Enzyme finden ihre optimalen Bedingungen nicht mehr vor und verweigern die Arbeit. Dadurch können einige essentielle Aminosäuren aus dem Nahrungseiweiß nicht mehr freigesetzt werden, sie fehlen dem Körper.

Den Säurewert/pH mißt man nach einer Skala, die von 1 bis 14 reicht. 1 bedeutet sehr sauer, 14 sehr basisch oder alkalisch. Der Wert 7 in der Mitte ist neutral.

**pH-Wert-
Optimum**

Der richtige pH-Wert ist für einen gesunden Stoffwechsel wichtiger, als bisher angenommen wurde. Im Speichel beträgt er 7, ist also neutral. Der Magensaft ist mit 1,5 bis 2 sehr sauer, das merkt man manchmal beim Aufstoßen. Die Sekrete der Bauchspeicheldrüse sind mit 8,3 leicht basisch, im Dickdarm herrscht mit 6 ein leicht saures Milieu vor, ebenso im Urin mit durchschnittlich 6 bis 6,5 und auf der Haut mit 5,5 (sie hat einen eigenen Säureschutzmantel gegen krankmachende Einflüsse von außen).

So hat jede Körperflüssigkeit – auch das Blut mit pH 7,4 – ihr eigenes »pH-Wert-Optimum«. Wird es unter- oder überschritten, können die von der Verschiebung betroffenen Enzyme ihre Aufgabe nicht mehr reibungslos erfüllen, es kommt nicht nur zu Stoffwechselstörungen, sondern auch zu Störungen im vegetativen Nervensystem.

Am leichtesten können Sie den pH-Wert des Speichels kontrollieren, indem Sie einen handelsüblichen Teststreifen aus der Apotheke unter die Zunge legen (→ Seite 68).

Eine Abweichung im Speichel nach oben oder unten deutet auf eine vergleichbare Abweichung im Verdauungstrakt hin. Die Folgen: Die Enzyme der Bauchspeicheldrüse finden keine optimalen Arbeitsbedingungen mehr vor, es kommt auch bei gesunder Ernährung zu einem Mangel an bestimmten essentiellen Aminosäuren, dadurch werden bestimmte Neurotransmitter nicht in ausreichender Menge gebildet. Endergebnis des falschen pH-Wertes: Stoffwechselstörungen mit Kurzschlüssen im Gehirn, das Kind zeigt das typische hyperkinetische Erscheinungsbild. Alle Eltern von hyperkinetischen Kindern wissen aus bitterer Erfahrung, daß die im Speichel meßbare Verschiebung des pH-Wertes mit allen dramatischen Folgen als Unverträglichkeitsreaktion kurze Zeit nach dem Genuß bestimmter Nahrungsmittel eintritt.

**Die Folgen
der Störung**

Kranker Darm und Verhaltensauffälligkeiten

Im Normalfall ist unser Darm mit Bakterien besiedelt, die davon leben, daß sie den Verdauungsvorgang aktiv unterstützen (Darmflora). Dieses gesunde Prinzip von »leben und leben lassen« nennt man »Symbiose«.

Krankmachende Pilze oder Bakterien

Bei extrem unruhigen, hyperaktiven Kindern ist die Darmflora meistens gestört. Der Darm ist nicht mit den Bakterien besetzt, die der Organismus braucht, sondern mit krankmachenden Bakterien oder Pilzen, die die normale Darmfunktion mehr oder weniger stark behindern. Diese Störung der Darmflora, die »Dysbiose«, macht uns krank. Manche Ärzte meinen, daß mindestens 80 Prozent aller Einwohner von Ländern mit einer nicht mehr naturgemäßen Ernährung von Pilzen befallen sind.

Der Candida-Pilz

Candida-Pilze fördern Gärungsvorgänge, die nicht nur sehr unangenehm sind, sondern auch aus Zucker minderwertige »Fuselalkohole« erzeugen, die von der Leber abgebaut werden müssen, was sie zusätzlich belastet und damit ihre normalen Aufgaben einschränkt. So belastet, produziert die Leber mehr Ammoniak, das die Gehirntätigkeit negativ beeinflussen kann.

Die Folgen

Normalerweise ist ein Candida-Befall erst dann feststellbar, wenn er unerklärliche Müdigkeit, Alkohol-Unverträglichkeit, Stirn-Kopfschmerz, »Neben-sich-Stehen« und andere massive Krankheitssymptome hervorruft. Das hyperaktive Kind reagiert empfindlicher. Nimmt es Zucker zu sich, von dem sich dieser Pilz hauptsächlich ernährt, gerät es in einen Zustand, als ob es angetrunken wäre. Manche Kinder hocken dann teilnahmslos in einer Ecke, andere werden albern.

Weitere Symptome

Eine Dysbiose im Darm kann sich auch durch andere Krankheiten bemerkbar machen: zum Beispiel infektbedingte Durchfälle oder Verstopfungen; da helfen uns Erfahrungswerte. Häufiger Schnupfen sowie Entzündungen der Augen und Nebenhöhlen weisen auf eine Störung des Dickdarms hin, Mittelohrentzündungen auf eine Störung des Dünndarms. Das sind »sekundäre« Krankheiten, die meist von allein verschwinden, wenn die Ursache behoben ist.

**Darm-
sanierung** Jede vernünftige Darmsanierung, die in den meisten Fällen auch beim Hyperkinetischen Syndrom angezeigt ist, verfolgt zwei Ziele: Abbau und Ausscheidung des Pilzbefalls und Wiederbesiedlung des Darms mit den richtigen, für uns lebensnotwendigen Bakterien. Kurz gesagt: Wiederherstellung der Symbiose (→ Seite 64).

Der gestörte Mineralstoff-Haushalt

Wir alle sind Bestandteile der Natur. In uns sind viele verschiedene Elemente vertreten. Einige Mineralstoffe spielen eine ausschlaggebende Rolle. Die Spurenelemente kommen nur in winzigen Mengen vor, sind für unsere Gesundheit deshalb aber nicht weniger wichtig, wie man seit kurzem weiß.

Das für unsere Gesundheit allenthalben erforderliche Gleichgewicht, auch das der Mineralstoffe, nennt man »Homöostase« (→ Seite 47). Schon ein winziges Zuviel oder Zuwenig an einer einzigen Stelle der langen Reihe bedeutet eine Stoffwechselstörung. Dieses Gleichgewicht hat sich in Hunderttausenden von Jahren der Menschheitsentwicklung eingependelt, es kann sich nicht so schnell den Veränderungen der letzten 50 Jahre anpassen. **Gleichgewicht bedeutet Gesundheit**

Die vier für den Körper wichtigsten Mineralstoffe, die wir mit der Nahrung aufnehmen, sind Kalzium, Natrium, Kalium und Magnesium. Danach spielen Eisen, Zink, Kupfer, Jod und andere in geringen Konzentrationen vorhandene Elemente eine Rolle. Jeder Mineralstoff für sich ist wichtig, aber auch die Wechselwirkungen – auf das Gleichgewicht kommt es an.

Kalzium

**Schlüsselrolle
im
Stoffwechsel** Kalzium spielt eine Schlüsselrolle im Stoffwechsel, zum Beispiel bei Allergien, Knochenaufbau und Nerv-Muskelerregung. Der Tagesbedarf wird durch eine normale Mischkost leicht gedeckt (→ Seite 31). Ein Überschuß bedeutet nicht automatisch einen kräftigeren Knochenbau, die schwer löslichen Salze des Kalziums (Phytine und Oxalate) können vielmehr Gallen- oder Nierensteine bilden.

Ein Mangel verursacht Krämpfe

Ein Enzym namens Calmodulin, das aus Aminosäuren besteht, steuert die richtige Verteilung des Kalziums im Körper. Ein Ungleichgewicht im Säure-Basen-Haushalt (→ Seite 20) hat ein Absinken des Kalziumspiegels zur Folge, weil das Enzym Calmodulin nicht mehr richtig arbeiten kann. Sein Anteil im Blut wird durch das in der Nebenschilddrüse erzeugte Parathormon und durch Vitamin D reguliert. Sinkt der Kalziumspiegel ab, kann es zu schweren Krämpfen (Tetanie) kommen.

Das Säure-Basen-Gleichgewicht im Blut also (→ Seite 20) ist von großer Bedeutung für einen gleichbleibenden Kalziumspiegel.

Am besten wird Kalzium in homöopathischer Form zusammen mit Magnesium, Laktat aus Milchprodukten und Vitamin D vom Organismus aufgenommen.

Natrium

Die Folgen von Überschuß

Als regulierender Blutbestandteil ist Natrium lebensnotwendig. Wir nehmen jedoch über Kochsalz, Konservierungsmittel und gewisse Medikamente meistens ein Vielfaches der notwendigen Menge zu uns. Dazu nur zwei Beispiele: Ein Natriumüberschuß verdrängt Kalzium, dadurch kommt es im Organismus zu einer Übersäuerung (Azidose) mit Allergien, einer Schädigung des Abwehrsystems und Hyperaktivität. Es kommt öfter vor, daß ein Natriumüberschuß zu einer Verdrängung von Zink führt, ohne das die Bauchspeicheldrüse nicht funktionieren kann. Bei Natriummangel ist der Zellstoffwechsel beeinträchtigt.

Kalium

Gegenspieler von Natrium

Durch Kalium werden mindestens 60 Enzyme aktiviert. Es ist die Grundlage für die Erregbarkeit der Nervenzellen. Außerdem steigert Kalium die Gewebsatmung (Zellatmung). Hierbei ist es ein Gegenspieler zu Natrium, das die Zellatmung einschränkt. Bei Kaliummangel kann es zu einer Muskelschwäche kommen. Ein Überschuß dieses Mineralstoffs kann zu Atemlähmung und Beeinträchtigung der Herztätigkeit führen.

Magnesium

Dieser unentbehrliche Mineralstoff steuert über 300 Enzyme und ist an allen Vorgängen des Stoffwechsels und der Energiegewinnung maßgeblich beteiligt. Als Gegenspieler des Kalziums schützt Magnesium vor übermäßiger Kalziumeinlagerung und normalisiert so die Zellfunktion. Außerdem ermöglicht es als Transportmittel die Aufnahme und Verteilung von Phosphaten. Magnesium ist ein Schutzschild für das Herz.

Schutzschild für das Herz

Magnesiummangel führt zu Unruhe, Nervosität, Konzentrationsschwäche, Ängsten, aber auch zu Durchfällen und Muskelkrämpfen. Ein Überschuß macht müde.

Eisen

Dieses lebensnotwendige Spurenelement spielt eine entscheidende Rolle bei der Bildung des roten Blutfarbstoffs Hämoglobin und dient dem Sauerstofftransport. Auch die Gehirntätigkeit ist von einer ausreichenden Versorgung mit Sauerstoff und Glukose abhängig (→ Seite 29).

Wichtig für den Sauerstofftransport

Eisenmangel führt zu Mattigkeit, Blässe, Kopfschmerzen, rissiger Haut, Brennen auf der Zunge und in der Speiseröhre. Da nicht genügend Blutfarbstoff gebildet wird, kommt es zur Blutarmut (Anämie). Eisenüberschuß belastet Bauchspeicheldrüse und Leber. Er kann zu Krankheiten wie Hämosiderose oder Hämochromatose führen.

Zink

Während des Wachstums wird in den Zellen viel Zink gefunden. Dieses wichtige Spurenelement ist an zahlreichen Stoffwechselvorgängen entscheidend beteiligt. In der Bauchspeicheldrüse sorgt Zink für die Produktion von Insulin, das den Zucker abbaut.

Am Zuckerabbau beteiligt

Bei Zinkmangel kommt es zu einer Schwächung der Bauchspeicheldrüse, motorischer Unruhe, Nervosität, Bewegungsdrang der Beine, Kältegefühl und Haarausfall.
Ein Überschuß kann zur Zinkvergiftung führen (Fieber, Durchfall, Erbrechen, Leberschädigung mit Gelbsucht); Zink sollte am besten nur in homöopathischen Dosen zugeführt werden.

Kupfer

Stärkung des Immunsystems

Stärkung und Mobilisierung des Immunsystems ist die wichtigste Aufgabe von Kupfer. Dieses Spurenelement ist außerdem zur Aufnahme von Eisen notwendig, zur Blutbildung und für viele andere Stoffwechselvorgänge. Bei Kupfermangel kommt es daher nicht nur zu erhöhter Anfälligkeit für Krankheiten aller Art, die von einem gesunden Immunsystem abgewehrt werden, sondern auch zu Krampfneigung, Aggression und Depression. Auffallend ist nach meiner Erfahrung, daß Kinder mit Kupfermangel sich ständig in ihren Worten wiederholen. Über die Beeinflussung des Gehirnstoffwechsels hat Kupfer bei einigen Symptomen des Hyperkinetischen Syndroms eine gewisse Bedeutung. Auch bei Kupfer kann ein Überschuß zu Vergiftungen führen (Fieber, süßlicher Geschmack im Mund, Brennen der Augen und der Atmungsorgane, Schüttelfrost, Müdigkeit, Nasenbluten).

Störfelder durch kranke Zähne und Narben

Unter Störfeldern versteht man die Einflüsse von innerhalb oder außerhalb des Körpers, die den Fluß der Lebensenergie entlang bestimmter Bahnen (Meridiane) beeinträchtigen. Tote Zähne, Entzündungen, Zysten oder Fisteln im Mundbereich können solche Störfelder sein. Falls keine Schmerzen vorliegen und der Sitz dieser »Herde« nicht offenkundig ist, kann man ihn mit Hilfe der Elektroakupunktur (Störfeldmessung) ermitteln. Immer mehr Zahnärzte verwenden diese Methode.

Auch die schädliche Wirkung von Amalgam-Füllungen wird immer mehr anerkannt. Dabei sind zwei Schadwirkungen zu unterscheiden: Im Amalgam enthaltene Silber- und Quecksilberionen sondern sich langsam ab, was zu Schwermetallbelastung führen kann. Die für die Entgiftung zuständige Leber wird überlastet. Es kann auch zu Kopfschmerzen, Haarausfall, Müdigkeit und anderen Symptomen kommen. Silber und Quecksilber binden sich nämlich an Aminosäuren und verändern die körpereigenen Eiweiße.

Schädliche Auswirkungen

Die zweite Einwirkung ist eine energetische. Zwischen Zähnen und inneren Organen bestehen bestimmte Energieverbindungen, wobei jeder Zahn mit einem anderen Organ oder Körperbereich in Verbindung steht. Solche Energieverbindungen werden durch Amalgam nachhaltig gestört, es kann sogar im Mund ein meßbarer elektrischer Strom fließen, der einem kleinen Kraftwerk gleichkommt und natürlich die winzigen bioelektrischen Ströme im Körper stört.

Der Energiefluß ist gestört

Einer Narbe sieht man auf den ersten Blick an, daß dieses Gewebe anders beschaffen ist als gesunde Haut. Es bilden sich Verdickungen und Verwachsungen. Wenn sie auf einem Meridian (nach den Regeln der Akupunktur) liegen, beeinträchtigen sie den Energiefluß. Je nach Gesundheitszustand und Alter können solche Auswirkungen früher oder auch später auftreten, dann muß ein solcher Herd jedoch durch einen Fachmann saniert werden. Bei Erwachsenen unterspritzt man die Narbe mit einem örtlich wirkenden Betäubungsmittel, bei Kindern behandelt man sie mit einer Kalzium-Floratsalbe. Das können Eltern auch selbst tun (→ Seite 63).

Narben stören den Energiefluß

Seelische Blockaden

Das limbische System im Gehirn besteht aus mehreren Teilen und hat die Aufgabe, das vegetative Nervensystem und die Funktion verschiedener endokriner (innerer) Drüsen zu steuern. Triebe, Stimmungen und Gefühle, aber auch die Denkfähigkeit werden wahrscheinlich von diesem System beeinflußt und über das übrige Zentralnervensystem teilweise in Handlungen umgesetzt.

Über die Drüsensekrete und Neurotransmitter wird auch der Stoffwechsel vom limbischen System beeinflußt. Auf diesem Wege kann eine seelische Blockade das Wachstum der Kinder beeinträchtigen, zum Beispiel, wenn die Hypophyse (Hirnanhangsdrüse) nicht genug von dem Wachstumshormon Somatropin produziert. Es ist erwiesen, daß positives oder negatives Denken über Neurotransmitter und Hormone den gesamten Stoffwechsel beeinflußt.

Wachstums-Störungen

»Seelische Blockade« heißt, daß ein Mensch sich wie in ein Schneckenhaus zurückzieht, daß er nicht »aus sich heraus kann«. Eine solche Blockade kann von den Eltern auf ihre Kinder übertragen werden, und zwar durch eine negative Grundhaltung: Du bist zu klein, du kannst das nicht, aus dir wird nie etwas, mit dir hat man nur Sorgen.

Ungleichgewicht im Einsatz der beiden Gehirnhälften

Unterschiedliche Aufgaben

Unsere beiden Gehirnhälften (Hemisphären) haben unterschiedliche Aufgaben. Die linke Hälfte ist für logisches Denken zuständig, die rechte für Intuition und künstlerische Begabung. Beide Hemisphären sind durch eine Brücke aus Nervenfasern verbunden und arbeiten im Idealfall harmonisch zusammen. Es gibt Kinder, die leicht lernen und logisch denken können, aber ohne Intuition und Phantasie sind. Andere handeln intuitiv, ohne vernünftig nachzudenken; dafür sind sie musikalisch und besitzen ein ausgeprägtes räumliches Sehen.

Die linke Gehirnhälfte ist auch für die Sprache zuständig. Probleme beim Lesen und Schreiben können auf eine Schädigung der linken Hemisphäre hindeuten.

Beim Sprechen oder Erlernen einer Sprache – auch der eigenen – ist neben der Intelligenz der linken Gehirnhälfte jedoch auch das Gehör, die Musikalität der rechten Seite beteiligt. Beim Lesen und Schreiben brauchen wir das logische Denken »von links« und den räumlichen Überblick »von rechts«. Arbeiten beide Seiten nicht richtig zusammen, spricht man von einer »Lateralitätsstörung«.

Ein einfacher Test

Ob eine solche Störung bei Ihrem Kind vorliegt, können Sie durch einen einfachen Test herausfinden. Lassen Sie Ihr Kind eine Teppichkante entlangmarschieren und dabei im richtigen Rhythmus die Arme schwenken: linkes Bein und rechter Arm, rechtes Bein und linker Arm. Wenn das klappt, ist alles in Ordnung. Falls etwas durcheinanderkommt, liegt vermutlich eine Koordinationsstörung der beiden Gehirnhälften vor (→ Seite 43).

Es gibt zahlreiche krankengymnastische Übungen, die das harmonische Zusammenwirken beider Gehirnhälften aktivieren (→ Seite 73).

Über den Stoffwechsel des Gehirns

Wir haben gesehen, daß Zellaufbau und Energie eben von einem funktionierenden Stoffwechsel abhängen. Das gilt auch für das Gehirn.

Hier kommt hinzu, daß ein Großteil der Biochemie einer einzigartigen Funktion gewidmet ist, nämlich der Übermittlung von Informationen. Die einzelne Nervenzelle mit all ihren Fortsätzen heißt Neuron. Viele Neuronen bilden lange Ketten, die aber nicht direkt miteinander verbunden sind, sondern über Schaltstellen, die »Synapsen«. Ein Nervenimpuls kommt zustande, indem ein biochemischer Prozeß im Neuron ein elektrisches Potential erzeugt. An den Schaltstellen sorgen biochemische Substanzen, Überträgerstoffe (Neurotransmitter), dafür, daß die Meldung an die richtigen Neuronengruppen weitergeleitet wird. Bei einem Mangel an Überträgerstoffen kommt es zu Kurzschlüssen, die Information wird nicht oder falsch weitergeleitet, die Folgen können unerklärliche Handlungen, ein »Ausrasten« oder andere Störungen sein (→ Seite 45).

Heute kann man fotografisch nachweisen, daß die gerade aktiven Gebiete im Gehirn besonders gut durchblutet sind. Dadurch werden Sauerstoff- und Nährstoffangebot schlagartig verbessert und zugleich der Abtransport der vermehrt anfallenden »Stoffwechselschlacken« beschleunigt.

Geschieht das nicht, kann es zu Ausfallerscheinungen bis zum regelrechten »Blackout« kommen.

Störungen der Hirnfunktion

Nach neueren neurophysiologischen Erkenntnissen ist die Umschreibung »Minimale cerebrale Dysfunktion« (McD) für die Hirnstörung bei hyperaktiven Kindern nicht ganz zutreffend.

Unser Gehirn besitzt eine erstaunliche Fähigkeit, Schäden weitgehend zu kompensieren. Andere Teile des Gehirns übernehmen dann die Funktionen der ausgefallenen Partien.

Übermittlung von Information

Kurzschlüsse, »Ausrasten«

Außerdem ist die McD nicht ausschließlich organisch bedingt, sondern kann durchaus durch eine Stoffwechselstörung beeinflußt sein.

Mögliche Ursachen

Auch angeborene Stoffwechselstörungen, Gefäßkrankheiten, Infektionen, Tumore und Verletzungen können die Hirnfunktion beeinträchtigen. So kann man auf der Gehirnoberfläche von Epileptikern Narben früherer Verletzungen oder Infektionen finden, die das Zentrum von Anfällen bilden. Es gibt auch Hinweise auf biochemische Störungen in Systemen, die mit Gammaaminobuttersäure als Überträgersubstanz arbeiten (→ Seite 59).

Dieser Neurotransmitter wirkt hemmend auf die Synapsen, die Schaltstellen der Neuronen. Man vermutet, daß Gammaaminobuttersäure durch unerwünschte Parasiten im Darm (Chlostridien) aufgebraucht wird. Sie fehlt dann im Gehirn, das dadurch schneller gereizt wird. So ist bei hyperaktiven Kindern ein Zusammenhang zwischen Darmstörungen und Beeinträchtigungen der Hirnfunktion vorstellbar.

Äußere Ursachen – Umwelteinflüsse

Neben den Ursachen, die in unserem Organismus liegen, spielen beim Hyperkinetischen Syndrom auch Einflüsse von außen eine wichtige Rolle. Sie stören das Gleichgewicht, das wir Gesundheit nennen. Wir haben uns so an sie gewöhnt, daß wir sie nicht mehr als störend wahrnehmen. Dabei können wir die Leiden eines hyperkinetischen Kindes – und seiner Familie – oft schon dadurch lindern, daß wir dieses Kind gegen einige Umwelteinflüsse abschirmen. Voraussetzung allerdings ist die Stoffwechselregulierung.

Störung des Gleichgewichts von außen

Die Ernährung

Mit einer gesunden Ernährung können Sie den Stoffwechsel entlasten und seine Funktionen aufrechterhalten; umgekehrt belastet schwer verdauliche Nahrung – viel Fett beispielsweise, kombiniert mit der reichlichen Aufnahme von

Vorbeugung durch gesunde Eßgewohn- heiten

Genußmitteln und Zucker – den Stoffwechsel und schwächt seine Funktionen. Zur Vorbeugung gegen Beschwerde und Erkrankung ist es deshalb wichtig, daß Sie gesunde Eßge- wohnheiten so gezielt in Ihre Familie einprägen, daß alle Fa- milienmitglieder ihre Gesundheit festigen und erhalten. Bei der Heilung einer Erkrankung spielen die Art der Ernährung und das Eßverhalten eine große Rolle.

Unsere Einheitskost enthält Hunderte von Zusatzstoffen, die sie haltbar machen, Aussehen und Geschmack verbessern, aber den Stoffwechsel zusätzlich belasten. So kommt es in unserer Überflußgesellschaft bei mengenmäßiger Über- ernährung zu echten Mangelerscheinungen. Davon beson- ders betroffen sind hyperkinetische Kinder, die auf Farb- und Konservierungsstoffe, aber auch auf Kuhmilch, Zucker und Süßigkeiten, Kakao und Schokolade, Zitrusfrüchte, weißes Mehl und andere Dinge empfindlich reagieren.

Auf die Dauer richten Entbehrungen und harter »Diätstreß« mehr Schaden an als sie Nutzen bringen. Die Kinder müs- sen zu oft nein sagen, sie leiden unter ihrer Außenseiterstel- lung und »sündigen« dann heimlich.

Vernünftiger ist es also, die Ernährungsgewohnheiten der ganzen Familie auf eine neue Grundlage zu stellen. Eine ein- fache Grundregel lautet: So kochen wie Oma. Das heißt in der täglichen Praxis: Keine Konserven, keine Fertignahrung, keine künstlichen Zusätze, sondern eine einfache, möglichst naturbelassene Kost mit wenig Fleisch. Dabei müssen Sie auf die speziellen Überempfindlichkeiten Ihres Kindes Rück- sicht nehmen und zum Beispiel Kuhmilch durch Sahne, So- jamilch, Stuten-, Ziegen- oder Schafsmilch ersetzen, Zucker durch Honig, Fruchtzucker oder Ahornsirup, Orangen durch anderes Obst. Die Ernährungsumstellung ist nur in den ersten Wochen etwas schwierig, nützt aber der Gesundheit der ganzen Familie.

So kochen wie Oma

Eine ausgewogene Mischkost sollte die lebenswichti- gen (essentiellen) Nährstoffe Eiweiß, Fette, Kohlen- hydrate, Vitamine und Mineralstoffe in ausreichender Menge enthalten.

Eiweiß

Die Fachleute sind sich zwar uneins in der Einschätzung von tierischem Eiweiß, eines aber steht fest: Es läßt sich auch ohne Fleisch, in dem das tierische Eiweiß enthalten ist, gut leben.

Tierisches Eiweiß

Im allgemeinen gilt, daß Ernährung mit zuviel tierischem Eiweiß einen Mangel an Kalzium, Magnesium und Zink verursachen kann. Auch das Vitamin B wird vermehrt verbraucht, so daß es zu seelischem Ungleichgewicht kommen kann. Tierisches Eiweiß verwandelt sich im Stoffwechsel in die Substanz Amyloid, die sich im Bindegewebe ablagern und zur Degeneration von Organen führen kann. Bei älteren Leuten beispielsweise könnte es durch die Aufnahme von zuviel tierischem Eiweiß zu Osteoporose (»Knochenschwund«) als Folge einer Übersäuerung des Organismus kommen. Beim Heranwachsen von Kindern, vor allem in den ersten Jahren, hingegen dient tierisches Eiweiß zum Aufbau des Bindegewebes.

Pflanzliches Eiweiß

Besonders wichtig für viele Funktionen des Stoffwechsels ist die Aufspaltung hochwertiger, pflanzlicher Eiweiße bis in ihre kleinsten Bausteine, die Aminosäuren (→ Seite 19). Das besorgen Enzyme. Sie funktionieren nur, wenn wir alle notwendigen Vitamine, Mineralstoffe und Spurenelemente zu uns nehmen. Eine gesunde Mischkost sollte also so zusammengestellt sein, daß der Körper stets mit ausreichend Aminosäuren versorgt wird.

Hochwertige Eiweiße sind enthalten in Hülsenfrüchten (20 bis 35 %), Nüssen (15 bis 30 %), Getreide (10 bis 15 %), Eiern (11 %) oder Käse (20 %). Werte über den Gehalt von Eiweiß in Nahrungsmitteln finden Sie in den auf Seite 88 angegebenen Titeln (Bücher, die weiterhelfen).

Fette

Wir konsumieren heutzutage zuviel davon. Fette sollten etwa 30 % des gesamten energetischen (= Kalorien-) Wertes unserer täglichen Nahrung ausmachen. In der Regel wird aber 40 % und mehr davon aufgenommen.

Wenn wir zuviel Fette mit unserer Nahrung zu uns nehmen, kann es, obwohl wir uns ausreichend mit Vitaminen versorgen, zu einem Vitaminmangel kommen: Die Vitamine A, D, E und K sind fettlöslich, so daß sie von Fetten, die unser Organismus nicht braucht, aufgenommen und über den Stuhl ausgeschieden werden.

Pflanzliche Fette

Ideale Fette für den menschlichen Körper sind pflanzliche Fette, die in Getreiden, Hülsenfrüchten und Samen enthalten sind. Tierische Fette sollten wir nur in sehr geringen Mengen zu uns nehmen.

Kohlenhydrate

Zucker und Ballaststoffe

Diese lebenswichtigen Nährstoffe sind als einfache und als komplizierte Zucker sowie als unverdauliche Bestandteile in unseren Lebensmitteln enthalten. Einfache Zucker sind der raffinierte weiße Haushaltszucker, Traubenzucker und der Zucker in Süßigkeiten. Komplizierte Zucker sind in pflanzlicher Stärke enthalten und somit in Gemüse, Obst, Getreide und Getreideprodukten. In diesen Lebensmitteln finden sich auch die unverdaulichen Bestandteile, nämlich die für eine regelmäßige Verdauung unerläßlichen Ballaststoffe.

Während komplizierte Zucker nur sehr langsam vom Stoffwechsel verarbeitet werden, geht der einfache Zucker, sobald wir ihn zu uns genommen haben, also sehr schnell, ins Blut über und veranlaßt die Bauchspeicheldrüse zur Produktion des Hormons Insulin, das den Zucker verarbeitet. Wenn wir zuviel einfachen Zucker aufnehmen, setzen wir damit

»Streß« für die Bauchspeicheldrüse

die Bauchspeicheldrüse unter vermehrten »Streß«, bis es schließlich zu einer Überbelastung dieser Drüse kommen kann. Als Folge davon gerät unser gesamter Stoffwechsel durcheinander: Durch viele verschiedene chemische Reaktionen verschlechtert sich die Versorgung des Bindegewebes mit Sauerstoff, der Stoffwechsel wird verstärkt belastet, der Bedarf an Vitaminen und Mineralstoffen erhöht sich. Schließlich kann es zu Störungen der Verdauung, zu Krämpfen, zu nervlichen und gefühlsmäßigen Belastungen kommen. Auch die Gehirnleistung wird verändert – Übererregbarkeit, Angstzustände, Unkonzentriertheit sind die Folge.

Der einfache Zucker ist die am meisten auf unsere Seele wirkende Substanz: In kleinen Mengen nimmt er uns das

Gefühl von Enge und Depression; wenn wir ihn über lange Zeit und reichlich zu uns nehmen, kann er eine entgegengesetzte Wirkung haben.

Vitamine

Bei der industriellen Verarbeitung von Nahrungsmitteln – durch Einwirkung von Wärme und Licht, durch die Behandlung mit Sauerstoff und Chemikalien – werden Vitamine vernichtet. Menschen, die nur solch reduzierte Nahrungsmittel zu sich nehmen, haben einen chronischen Mangel an Vitaminen, wodurch es zur schnelleren Degeneration des Organismus kommt. Wenn eine Nahrung hingegen aus genügend Getreide, Hülsenfrüchten, rohem oder gegorenem Gemüse oder Obst und wenig Fleisch zusammengesetzt ist, wird der Mensch mit den notwendigen Vitaminen ausreichend versorgt.

Über Mineralstoffe informieren Sie sich bitte auf Seite 23.

Umweltbelastungen vielerlei Art

Jeder von uns weiß, daß wir Umweltbelastungen ausgesetzt sind, denen wir nicht entrinnen können. Unsere Nahrung enthält Spuren von Pestiziden, Düngemitteln und anderen Giften, die vor einer Generation noch unbekannt waren. Seit Jahrzehnten sind wir einer erhöhten Radioaktivität ausgesetzt, seit der Vergrößerung des Ozonlochs wahrscheinlich auch einer stärkeren UV-Strahlung. Kraftwerke, Fabriken, Haushalte und Autos blasen Millionen Tonnen von Schwefel, Kohlendioxyden, Ruß, Staub und anderen Schadstoffen in die Luft, die wir atmen müssen. Wir trinken Wasser, das auch nicht mehr so ist wie vor hundert Jahren.

Zum Glück hat uns die Natur zum Zweck des Überlebens mit einer wunderbaren Eigenschaft ausgestattet: der Anpassungsfähigkeit des Organismus an eine veränderte Umwelt. Doch diese Fähigkeit hat Grenzen. »Ein Gesunder hält's aus!« sagt sehr treffend eine Redensart. Unser Organismus wird nur dann mit den vermehrten Umweltbelastungen fertig, wenn er organisch und funktionell gesund ist. So lange

Die Gifte ausscheiden

unser Kalziumspiegel stimmt (→ Seite 24), nehmen wir weniger giftiges Blei auf und scheiden es schneller aus. Menschen mit einem intakten Stoffwechsel lagern weniger Kadmium und Aluminium ein. Wenn unsere wichtigsten Entgiftungsorgane Leber, Darm und Haut einwandfrei funktionieren, können wir die in den Körper gelangten Gifte wieder ausscheiden, bevor sie Schaden anrichten.

Sind jedoch Gesundheit und körpereigene Abwehr angeschlagen, machen sich auch kleine Mengen von Schadstoffen aus der Umwelt drastisch bemerkbar. Dann bekommen Sie Ihre Kopfschmerzen zum Beispiel von schlecht gewaschenem Obst oder Salat, an denen noch die Reste von Spritzmitteln haften.

Deshalb ist es heute wichtiger denn je, gesundheitsbewußt zu leben, weil wir nur so die Umweltbelastungen ohne Schaden überstehen können.

Schäden durch Medikamente?

Wir vergiften nicht nur allmählich unsere Umwelt durch Chemie, sondern auch die empfindliche Biochemie des Stoffwechsels durch Tabletten.

Dank der enormen Fortschritte in der Medizin sind erstaunlich exakte Diagnosen möglich geworden, aber wir vergessen dabei, daß unser Körper nicht von Geräten, sondern von biochemischen Prozessen gesteuert wird. Zusammen mit den Errungenschaften kann eine Vernachlässigung der natürlichen Abläufe zu einem unverantwortlichen Medikamentenmißbrauch führen. Dabei werden nur allzu oft nicht die Ursachen einer Krankheit behandelt, sondern nur die Symptome unterdrückt.

Krankheitsursache wird oft nicht richtig behandelt

Von vielen hyperkinetischen Kindern ist bekannt, daß die Mutter während der Schwangerschaft in erheblichen Mengen Präparate einnahm. Ein Zuviel an Eisen und Vitaminen kann ebenso schaden wie ein Mangel. Um solche Störungen zu vermeiden, kann sich eine schwangere Frau von einem erfahrenen Arzt homöopathisch behandeln lassen (→ Seite 83).

Kaum ist das Kind auf der Welt, bekommt es ohne genaue Feststellung eines eventuellen Mangels zu viel Vitamin D, Fluor und Natrium. Jedes Präparat, das unnötig eingenommen wird, bringt den Stoffwechsel des Säuglings aus dem Gleichgewicht und verursacht eine Disharmonie im jungen Organismus. Solche Kinder sind von Anfang an anfälliger für Infektionen, ihr ohnehin noch schwach ausgebildetes Immunsystem ist weniger leistungsfähig, es kann zu Störungen der Verdauung und erhöhter Krampfneigung kommen.

Für alle jungen Eltern ist es deshalb wichtig, bei der Verordnung von Medikamenten für das Kleinkind nach dem Grund zu fragen und dem Kind nur das zu geben, was medizinisch nötig ist oder einen vorliegenden Mangel ausgleicht.

Impfungen

Schutzimpfungen gegen Wundstarrkrampf (Tetanus) und Kinderlähmung müssen sein, sie verhindern viel Leid und haben manche Krankheiten, zum Beispiel Pocken, praktisch ausgerottet. Zum Zeitpunkt einer Impfung muß das Kind jedoch vollkommen gesund sein. Auch sollte man nicht alle Impfungen auf einmal durchführen, weil das noch schwache Immunsystem mit mehreren Impfungen gleichzeitig überfordert würde.

Man muß sich einmal klar machen, was eine Schutzimpfung bedeutet: Die Krankheit, gegen die man das Kind schützen möchte, wird in einer sehr milden Form künstlich provoziert, damit der Organismus wirksame Antikörper gegen die Erreger bildet und die Krankheit künftig nicht mehr ausbrechen kann. Das nennt man Immunisierung.

Wenn man die Impfungen gegen Diphtherie, Tetanus, Keuchhusten und Kinderlähmung kombiniert und diese Impfung nach zwei Monaten – und dann noch einmal – wiederholt, wird der Säugling immer wieder mit den Erregern belastet, bevor sich sein Immunsystem vom ersten Ansturm erholen konnte. Dann kann es zu unerklärlicher Muskelschwäche kommen. Ob dieses Anzeichen von Kinderlähmung ein Impfschaden ist oder nicht, ist unbewiesen.

Wichtig! Schäden können dann auftreten, wenn ein Kind zum Zeitpunkt der Impfung durch eine Infektion oder andere Krankheit geschwächt ist, und der Impfarzt die leichte Störung vielleicht gar nicht bemerkt.

> Deshalb der dringende Rat an alle Eltern: Machen Sie den Arzt unbedingt auch auf kleine Störungen im Gesundheitszustand des Kleinkindes aufmerksam, bitten Sie ihn, den Abstand zwischen den Impfungen wenn möglich zu vergrößern und die Impfungen einzeln vorzunehmen, also die kombinierte Impfung nicht gleichzeitig mit der Schluckimpfung.

Gestörter Schlafplatz

Störungen von außen können auch in Form elektromagnetischer Schwingungen auf den Organismus einwirken. Ursachen sind winzige Abweichungen im Magnetfeld der Erde, wie sie durch Metalle, Wasser oder auf andere, noch nicht restlos geklärte Weise entstehen. Rutengänger und andere empfindliche Menschen spüren solche Störungen. Daß es sie gibt, ist seit einiger Zeit durch Messungen bewiesen.
Störungen dieser Art sind dann von Bedeutung, wenn sie für längere Zeit auf den Körper einwirken, zum Beispiel dann, wenn das Bett auf einem Störfeld steht. Es gibt Schlafplätze, an denen man ausgeruht und erholt erwacht, und andere, an denen man schlecht schläft und sich morgens wie erschlagen fühlt. Kleine Kinder und Hunde reagieren besonders empfindlich auf »schlechte« Schlafplätze. Um sie genauer zu ermitteln, kann man die Empfindlichkeit gegenüber Störfeldern durch die Einnahme bestimmter homöopathischer Mittel vorübergehend erhöhen. Auch durch die Messung des sogenannten vierten Milzpunktes mit Hilfe der Elektroakupunktur kann der Therapeut kontrollieren, ob der Rutengänger oder Kinesiologe gut arbeitet.
Besonders wichtig ist ein störungsfreier Schlafplatz für hyperkinetische Kinder, weil sie ohnehin schon unter innerer

Elektromagnetische Störfelder

Maßnahmen

Unruhe leiden und ihre Nervosität durch einen schlechten Schlafplatz gesteigert wird. Falls Sie keinen erfahrenen Rutengänger kennen, besteht eine erste Hilfe darin, daß Sie eine unbehandelte, für die geopathische Strahlung undurchlässige Korkplatte unter das »verdächtige« Bett legen – oder es einfach an eine andere Stelle rücken und zusehen, ob Ihr Kind dann ruhiger schläft. Adressen von Instituten, die geopathische Messungen vornehmen, und von Rutengängern finden Sie auf Seite 93.

Auch von allen Stromleitungen gehen elektromagnetische Störungen aus. Sie sind von einem Feld unterschiedlicher Stärke umgeben, auch dann, wenn die entsprechenden Geräte ausgeschaltet sind. Elektromagnetische Felder beeinflussen direkt all die vielen Vorgänge im Körper, an denen minimale elektrische Ladungen beteiligt sind. Dazu gehören vor allem die Nerventätigkeit und die Funktion der Aminosäuren. Hyperaktive Kinder spüren elektrische Störungen besonders deutlich.

Gegen die schädliche Wirkung solcher Felder können Sie selbst etwas tun. Elektrische Geräte, Radiowecker und elektrische Spielzeuge aller Art gehören nicht ins Kinderzimmer. In der Wand am Kopfende des Bettes sollten keine Leitungen verlegt sein.

Abends alles ausstecken

Man kann abends alle Geräte außer Kühlschrank und Herd ausstecken, aber am sichersten ist es, wenn Sie durch Ihren Installateur unmittelbar nach der Sicherung einen »Netzfreischalter« einbauen lassen, der automatisch alle Leitungen (bis auf Kühlschrank und Herd) stillegt, sobald abends die letzte Lampe ausgeschaltet wurde. Ziehen Sie nach Möglichkeit auch Radio- und Fernsehantennen aus den Geräten.

Streß in Schule und Elternhaus

An und für sich ist Streß eine nützliche Einrichtung der Natur, er versetzt uns in die Lage, auf kritische Situationen blitzschnell und richtig zu reagieren. Ohne Streß wäre die Menschheit längst ausgestorben. Das gilt aber nur, wenn

Phasen der Anspannung mit Zeiten der Entspannung abwechseln. Wenn das nicht der Fall ist, wenn es zu Dauerstreß kommt, wird die Gesundheit geschädigt. Dann spricht man von »Dystreß«. »Eustreß«, also positiven Streß, rufen frohe Ereignisse wie Geburtstage oder Freude hervor.

Dauerstreß für die Familie – Allein die Tatsache, daß ein hyperaktives Kind da ist, bedeutet für die ganze Familie ununterbrochenen Streß. So geht es auch dem Lehrer oder der Lehrerin mit einem hyperaktiven Kind in der Klasse – oder gar mehreren Kindern, was auch vorkommt.

– und für das Kind Das hyperaktive Kind ist nicht nur durch seine Stoffwechselstörung, sondern auch durch die Reaktionen von Schule und Elternhaus einer ständigen Überbelastung ausgesetzt. Aktion und Reaktion schaukeln sich gegenseitig auf, bis alle Beteiligten überreizt sind und niemand mehr zwischen Ursache und Wirkung unterscheiden kann.

Streß- reaktionen Sehen wir uns des besseren Verständnisses halber einmal an, was bei Streß geschieht: Sobald wir uns aus irgendeinem Grunde angegriffen oder bedroht fühlen, stößt unser Nebennierenmark größere Mengen des Hormons Adrenalin aus, Herzschlag und Blutdruck erhöhen sich, Verstand, Muskeln und Nerven werden in höchste Alarmbereitschaft versetzt; alle in dieser Situation nicht benötigten Funktionen sind vorübergehend stillgelegt. Infolge der durch Streß bedingten Veränderung der pH-Verhältnisse sinkt auch die Aktivität der Aminosäuren. Die ganze Energie konzentriert sich auf die Bewältigung der kritischen Situation.

Dieser »Alarmzustand« läßt sich durch heftige Bewegung, früher waren es Kampf oder Flucht, abbauen. Die damit verbundene Anstrengung verbraucht das aufgestaute Energiepotential, es kommt zu Entspannung und Ruhe.

Heute können wir weder kämpfen noch davonlaufen, wir müssen uns beherrschen und verstandesmäßig reagieren. Die aufgestaute Energie findet kein Ventil. Bevor es zum Ruhezustand kommen kann, kommt die nächste Krise. Das ist krankmachender Dauerstreß oder Dystreß.

Je nach Temperament tragen die Familienmitglieder, auch zufällig anwesende entfernte Verwandte, in unterschiedlichem Maße zum Dauerstreß des Kindes bei. Eine unqualifizierte Bemerkung wie »Ihr müßt härter durchgreifen und das Kind besser erziehen« kann die Krise verschärfen.

Auch eine nervöse Ermahnung der überreizten Eltern vor Schulbeginn: »Heute will ich einmal keine Klagen über dein Benehmen hören!« verschärft den Streß in der Schule.

Verständnis ist wichtig

Die Lösung dieses Problems erfordert von den Eltern viel Verständnis und vom Lehrer ein hohes Maß an pädagogischen Fähigkeiten und fachlicher Information. Beides ist häufig nicht vorhanden. Auf die Dauer helfen zur Bewältigung solcher Situationen bestimmte Körperübungen aus der Kinesiologie, die Eltern mit ihren Kindern machen können (→ Seite 73). Sie bauen Energiepotentiale ab und bringen die Funktion beider Gehirnhälften ins Gleichgewicht.

Das müssen Eltern und Lehrer wissen

Hyperkinetische Kinder sind, ohne es zu wollen, äußerst anstrengend. Sie stellen hohe Anforderungen an Eltern und Lehrer. Um ihnen gerecht zu werden, ist mehr Grundinformation über diese weitverbreitete Zivilisationskrankheit erforderlich. Nur durch Informationen kann man den Betroffenen helfen.

Am Hyperkinetischen Syndrom wie an vielen Krankheiten sind Körper und Seele beteiligt (→ Seiten 18 und 27). Daraus ergibt sich, daß man Körper und Seele gleichzeitig behandeln muß, wenn man Erfolg haben will: sowohl Stoffwechselstörungen als auch die auffälligen Verhaltensweisen, die sich daraus ergeben. Ein hyperkinetisches Kind ist weder böswillig und unerzogen noch asozial, sondern ganz einfach krank.

Körper und Seele behandeln

In meiner langjährigen Praxis habe ich die besten Erfolge bei hyperkinetischen Kindern mit einer Kombination von biochemischer Regulierung des Stoffwechsels und homöopathischen Mitteln zur Behandlung funktioneller Störungen erzielt.

Dazu sind vernünftige Eßgewohnheiten, die Sanierung der Zähne und Narben, die Bereinigung von Störfeldern an Schlaf- und Schulplatz, eine ergänzende Fußreflex-

zonenmassage und die kinesiologischen Übungen zur
besseren Zusammenarbeit der beiden Gehirnhälften
ratsam (⟶ Seite 73).

Die Verant-
wortung
annehmen

Unabhängig von diesen therapeutischen Maßnahmen liegt
eine große Verantwortung bei Eltern und Lehrern, die das
hyperaktive Kind so lenken müssen, daß es mit seinem Verhalten nicht die Gemeinschaft stört, zugleich aber ein bisher
mangelndes Selbstwertgefühl aufbauen kann: Die anderen
mögen mich, auch wenn ich manchmal auffalle und Dinge
mache, die ich mir nicht erklären kann und die mir nachher
leid tun. Dazu gehört auch, daß Eltern die besondere Situation ihres hyperaktiven Kindes erkennen und nicht mit Zorn
auf Verhaltensweisen reagieren, die – zugegebenermaßen –
schwer zu ertragen sind, aber von dem betroffenen Kind
nicht schuldhaft herbeigeführt und von ihm selbst als bela-
stend empfunden werden. Ein Lehrer wird sich informieren
und zumindest versuchen, der besonderen Situation unserer
hyperaktiven Kinder durch den Einsatz seines pädagogischen Talents und seiner Sachkunde gerecht zu werden.
Beides ist schwierig, das gebe ich zu. Aber wirkliche Eltern
lieben uneingeschränkt auch ihre »schwierigen« Kinder und
werden am Ende durch den Erfolg für ihre Geduld belohnt.

Erfolg lohnt
die Geduld

Symptome und Therapie-Empfehlungen

Wir haben hier Begleiterscheinungen des Hyperaktiven Syndroms zu beachten, und solche, die für das Hypoaktive Syndrom typisch sind, und schließlich Verhaltensweisen, die man sowohl an den über- als auch an den unteraktiven Kindern beobachtet. Diese Besonderheiten treten bei den betroffenen Kindern in unterschiedlicher Deutlichkeit und Kombination auf. Zu jedem Symptom gebe ich Ihnen aus praktischer Erfahrung eine kurze Empfehlung zur Selbstbehandlung.

> Bitte beachten Sie, daß immer eine Grundbehandlung mit Regulierung des Stoffwechsels durch den Therapeuten erforderlich ist (→ Seite 63).

Das Hyperaktive Syndrom

Wahrnehmungsstörungen

Biochemische Abläufe im Gehirn steuern die Wahrnehmung unserer Umgebung und unser darauf abgestimmtes Verhalten. Von Wahrnehmungsstörungen sind weitaus mehr Menschen betroffen, als man annehmen möchte. Auch vielen Erwachsenen fehlt das vorausschauende Denken: Wenn ich dieses tue, geschieht als Folge jenes. Wie verbreitet solche Störungen sind, sieht man an unserer kaputten Umwelt.

Auch Erwachsene leiden daran

Kindern mit einer Wahrnehmungsstörung fehlt das realitätsbezogene Umsetzen von Sehen und Hören in Handlungen.

Sie haben keine Möglichkeit, Folgen richtig einzuschätzen: Wenn ich etwas zerstöre, könnte ich dafür bestraft werden. Oder auch in positivem Sinne: Wenn ich etwas richtig mache, werde ich gelobt oder belohnt. Solche Kinder können schlecht von der Tafel abschreiben und Diktiertes nicht korrekt zu Papier bringen. Es sind Kinder, die scheinbar gefühllos Tiere quälen, einen Käfer zerdrücken und unvorhersehbare Dinge tun, die den Eindruck erwecken, als seien sie nicht ganz richtig im Kopf.

Behandlung (Eltern)
Eine Therapiemöglichkeit ist die Stärkung des für die Wahr-
nehmung zuständigen Hirnbereichs. Dazu geben Sie Ihrem
Kind drei Wochen lang täglich eine Ampulle Corpora quadri-
gemina in der Stärke D 3, außerdem täglich eine Ampulle
Formatio reticularis D 3, beides von der Firma Wala.

Lateralitätsstörungen

Wir haben gesehen, daß die beiden Gehirnhälften unterschiedliche Aufgaben haben (→ Seite 28). Die linke Hemisphäre ist für das logische Denken zuständig und im Durch-
schnitt bei Männern stärker ausgeprägt als bei Frauen. Die
rechte, für die Intuition verantwortliche Gehirnhälfte ist in
der Regel bei den Frauen stärker ausgeprägt. Im Idealfall
arbeiten beide Hälften harmonisch zusammen. Um das zu
fördern, trugen Könige in früheren Zeiten angeblich eine
schwere Krone, die eine gerade Kopfhaltung erzwang und
für beide Gehirnhälften eine Art von Klammer darstellte.

Eine Gehirnhälfte überwiegt
Überwiegt bei der Zusammenarbeit eine Gehirnhälfte,
kommt es zu einem Ungleichgewicht, einer »Lateralitätsstörung«, die weitere Störungen nach sich ziehen kann
(lateinisch *lateral* = seitlich).

Die Verarbeitung optischer Eindrücke und bewußte Bewegungen können grundsätzlich sowohl von der einen als auch
von der anderen Hemisphäre gesteuert werden. Dabei gibt
es gewisse Einschränkungen. Ein Rechtshänder ist mit der
rechten Hand geschickter, ein Linkshänder mit der linken.

Ein kleiner Test
Wenn Sie wissen wollen, welche Gehirnhälfte dominiert,
dann lassen Sie das Kind durch ein Schlüsselloch gucken.
Wenn es das rechte Auge benutzt, dominiert die linke Gehirnhälfte und umgekehrt, weil die Sehnerven vom Auge
über Kreuz zu der jeweils anderen Hemisphäre verlaufen.

Noch eine Beobachtung könnte belegen, daß bei Männern
in der Regel die linke Gehirnhälfte dominiert und bei Frauen
die rechte. Ein Schlaganfall wird bei Frauen meist durch heftige Emotionen ausgelöst und hat eine Lähmung der linken
Körperseite zur Folge. Bei Männern ist die Ursache überwie-
gend geistige Überanstrengung mit einer Lähmung der
rechten Körperhälfte.

43

Behandlung (Eltern)
Es gibt eine Reihe von krankengymnastischen kinesiologi-
schen Übungen, die beide Gehirnhälften gleichzeitig aktivie-
ren (→ Seite 73).
Auch die Hände zu falten wie beim Beten ist eine Übung zur
Aktivierung beider Hemisphären.

Konzentrationsschwäche und Lernschwierigkeiten

Lernschwierigkeiten entstehen hauptsächlich aus Konzen-
trations- und Gedächtnisschwächen. Sie wissen bereits, wie
die Nachrichtenübermittlung zwischen den ungezählten
Neuronen funktioniert (→ Seite 29).

Was im Gehirn geschieht

Dabei sind besonders aktive Gehirnpartien meßbar stärker
durchblutet; werden also auch besser mit Sauerstoff versorgt. Eine wichtige Rolle für die Übermittlung von Informationen spielen die Neurotransmitter Dopamin und Noradrenalin. Wenn der Hirnstoffwechsel diese Überträgerstoffe
nicht in ausreichender Menge zur Verfügung stellt, sind Kon-
zentrations- und Gedächtnisschwäche die Folge.
Neuerdings hat man im Gehirn Zentren für Lustempfindun-
gen entdeckt. Man nimmt an, daß sie bei Lernprozessen
und Gedächtnisleistungen als auch für das Verhalten eine
Rolle spielen. Diese Nervenbahnen im Hinter-, Mittel- und
Vorderhirn werden Belohnungssystem genannt. Wenn es
bei einem hyperkinetischen Kind nicht richtig funktioniert,
resultiert daraus eine Antriebsschwäche.

Der Antrieb zum Lernen

Therapievorschlag an den Therapeuten
Bei Konzentrationsschwäche kann der Therapeut zunächst
den Stoffwechsel regulieren, indirekt (→ Seite 63) die Neurotransmitter beeinflussen und auch homöopathische Mittel
einsetzen – kombiniert oder einzeln; zum Beispiel:
2 Wochen lang täglich eine Ampulle Noradrenalin D 12,
2 Wochen lang täglich einmal 5 Globuli Agaricus Glob. D 12,
2 Wochen lang dreimal täglich 5 Globuli Helleborus Glob.
D 6,
2 Wochen lang dreimal täglich 10 Tropfen Gelum-oral.
Durch Austesten wird herausgefunden, auf welches dieser
Mittel das Kind am besten reagiert.

Mangelhafte Impulskontrolle

Auswirkung einer Stoffwechselstörung

Daß die Selbstbeherrschung nicht von Erziehung und Willen, sondern vom Stoffwechsel abhängig ist, mag auf den ersten Blick verwundern. Diese Tatsache läßt sich leicht erklären: Eiweißmoleküle können ihre lebenswichtige Aufgabe nur erfüllen, weil sie dynamisch sind, ständig in Schwingung und in dauernder Veränderung. Diese Dynamik wird beeinflußt vom Säure-Basen-Haushalt, dem Energiefluß und dem Austausch von Nähr- und Aufbaustoffen zwischen den Zellen. Von der Anordnung der Aminosäuren hängen die Eigenschaften des Eiweißes ab, die unsere Gemütsverfassung beeinflussen (→ Seite 19). Ist die hier beschriebene Dynamik gestört, kann es zum Verlust der Impulskontrolle kommen. Auch Erwachsene lassen sich unter diesen Voraussetzungen zu Worten oder Taten hinreißen, die sie später bereuen und die nachteilige Folgen haben können. Impulskontrolle und Wahrnehmungsstörungen hängen eng zusammen (→ Seite 29). Beide Störungen treten bei hyperaktiven Kindern häufig gemeinsam auf. In solchen Situationen wissen die betroffenen Kinder buchstäblich nicht mehr, was sie tun.

Behandlung (Eltern und Therapeut)
Die beste Therapie ist die Aktivierung beider Gehirnhälften durch kinesiologische Übungen (→ Seite 73) mit homöopathischer Unterstützung durch den Therapeuten.

Wutanfälle

Biochemische Ursachen

Das limbische System (→ Seite 27) steuert mit dem Hypothalamus als Schaltzentrale zwischen Körper und Seele unsere Stimmungen. Es steht mit einer Hirnregion in Verbindung, die sehr dicht mit Opiatrezeptoren, Empfängern für Schmerzdämpfer, besetzt ist. Bei Schmerz oder Erregung werden Endorphine, die aus Aminosäuren bestehen, oder körpereigene Opiate ausgeschüttet, die an die Opiatrezeptoren im Gehirn andocken (→ Seite 60) und Schmerz und Erregung dämpfen. Wenn dieser Ablauf nicht fließend ist, kommt es, weil die Opiatrezeptoren nicht besetzt sind, sowohl zu erhöhter Schmerzempfindung als auch zu innerer

**Erleichterung
nach einem
Anfall**

Unruhe und zu Aggression, die sich in einem Wutausbruch »entladen« kann. Danach stellt sich ein Gefühl der Befreiung und Erleichterung ein. Es gibt viele Kinder, die einmal am Tag einen Schreikrampf bekommen und sich nachher wie erlöst fühlen.

Diese Wirkung wird auch in der Psychotherapie bei Erwachsenen genutzt, zum Beispiel bei der »Urschrei-Therapie«. Der Volksmund sagt: Mir kommt die Galle hoch. Das stimmt insofern, als Wut eine energetische Überbelastung des Gallenmeridians ist, die man durch Akupunktur ableiten kann.

Im Hypothalamus, der Schaltstelle zwischen Körper und Seele (→ Seite 45), werden Störungen im Verdauungstrakt und in der Drüsentätigkeit in Stimmungen übersetzt. So kann es auf diesem Wege durch eine Stoffwechselstörung zu einem unkontrollierten Wutanfall kommen.

Behandlung (Therapeut)

Es gibt unterschiedliche Erscheinungsformen von Wut. Achten Sie bitte genau auf das Verhalten Ihres Kindes, damit der Therapeut das richtige Mittel einsetzen kann.

Ist Wut mit Zerstörungsdrang verbunden, helfen 5 Globuli Agaricus D 30. In Verbindung mit Zorn läßt sich der Wutanfall durch 5 Globuli Chamomilla D 30 dämpfen. Bei Wut mit hysterischem Geschrei nützt Moschus D 30. Steigert sich ein Kind regelrecht in seinen Wutanfall hinein, helfen einmalig 5 Globuli Ignatia D 30.

**Wahl
des Mittels**

Bewegungsdrang

Übermäßiger Bewegungsdrang ist typisch für das Hyperkinetische Syndrom. Körperbewegungen entstehen, indem das Gehirn über Rückenmark und motorische Nervenbahnen Signale an die Muskeln sendet. Sensorische Nerven melden als Rückkoppelung die Ausführung des Befehls an das Gehirn. Dieses ständige, fein aufeinander abgestimmte Wechselspiel von Signalen und Rückmeldungen sorgt dafür, daß die Bewegung kontrolliert und rationell abläuft, also genau zweckentsprechend. Das gilt sowohl für das kraftvolle Zupacken eines Holzfällers als auch für die Fingerbewegungen eines Chirurgen oder Uhrmachers.

Störung im Stoffwechsel

Wenn nicht gerade eine mechanische Behinderung vorliegt, zum Beispiel durch Unfall oder Verletzung, ist der kontrollierte Bewegungsablauf in hohem Maße vom Stoffwechsel abhängig. Neurotransmitter steuern die Weiterleitung der Nervenreize, und diese Überträgerstoffe stehen nur dann in der richtigen Kombination zur Verfügung, wenn die Zusammensetzung der Aminosäuren stimmt (→ Seite 19).

Bei hyperkinetischen Kindern ist das häufig nicht der Fall. Dann führen diese Kinder unsinnige Bewegungen aus und können keine fünf Minuten stillsitzen. Sie benehmen sich »wie von der Tarantel gestochen« – deshalb verwendet die Homöopathie hier »Tarantula«, getreu der Regel: »Ähnliches mit Ähnlichem behandeln«.

Behandlung (Eltern und Therapeut)
Bei Bedarf geben Sie dem Kind einmalig 5 Globuli Tarantula hispanica D 30, bei übermäßigen Fußbewegungen 2 Wochen lang täglich dreimal 1 Tablette Zincum metallicum D 4. Zusätzlich kann der Therapeut durch Elektroakupunktur die Neurotransmitter austesten und bei Mangelzuständen ergänzen. Es handelt sich um Adrenalin, Noradrenalin, Serotonin, Acetylcholin, Gammaaminobuttersäure, Dopamin und Glutaminsäure.

Motorische Unruhe

Motorische Unruhe ist dem Bewegungsdrang ähnlich, aber nicht dasselbe (→ Seite 46). Motorische Signale gelangen aus dem Kleinhirn und den Basalganglien, einem Bereich in dem »Tor zum Bewußtsein« des oberen Rückenmarks, auf dem Weg über den Thalamus zum motorischen Feld der Großhirnrinde. Im Normalfall werden Beginn und Ende einer Bewegung klar signalisiert. Ist das Fließgleichgewicht (Homöostase) der Energie gestört, wie das bei hyperaktiven Kindern oft der Fall ist, kann keine Tätigkeit ruhig und konzentriert zu Ende geführt werden. Die Kinder sind nervös und kribbelig, ihre Geduld ist sehr begrenzt.

Dem Bewegungsdrang ähnlich

Davon sind sowohl die hyper- als auch die hypoaktiven Kinder betroffen. Im Gehirn werden zahlreiche Substanzen erzeugt, die Nervensignale verstärken oder abschwächen. Die

Die sinn-
vollste Hilfe

sinnvollste Hilfe für Kinder mit motorischer Unruhe ist die Behandlung mit Beruhigungsmitteln aus der Homöopathie.

Behandlung (Eltern und Therapeut)
Geben Sie (gleichzeitig oder getrennt) dreimal täglich 5 Globuli Avena sativa D 2, dreimal täglich 5 Globuli Passiflora D 3, dreimal täglich 5 Globuli Zincum valerianum D 4.
Sollte die gewünschte Wirkung ausbleiben, besprechen Sie mit dem Therapeuten den Einsatz eines vierten Mittels: Piper methystikum D 6, dreimal täglich 5 Globuli.

Aggressionen

Laut Statistik neigen Männer mehr zu Aggressionen als Frauen. Das könnte eine Vermutung der Wissenschaftler bestätigen, nach der das männliche Geschlechtshormon Testosteron für die Auslösung aggressiven Verhaltens verantwortlich sein soll. Vielleicht gibt es deswegen mehr hyperaktive Jungen als Mädchen.
Die Eltern hyperaktiver Kinder wissen aus eigener Erfahrung, daß Aggressionen schon bei kleinen Jungen, aber auch bei Mädchen ausbrechen können, deren Keimdrüsen noch kaum Testosteron erzeugen. Die Neigung zu Aggressionen dürfte deshalb in erster Linie auf Störungen im Stoffwechsel zurückzuführen sein.

Schon bei den Kindern unterscheiden wir zwei Typen von Aggressiven: Bei dünnen, mageren Menschen äußert sich die Aggression in Kratzen, Beißen und dem Drang, sich selbst und die Umgebung zu zerstören. Der zweite Typ ist kräftig und untersetzt, die Aggression wird von Blutandrang im Kopf begleitet und kann manchmal zu sexueller Überreizung führen.

Zwei Typen

Behandlung (Therapeut)
In allen Fällen muß zunächst der Stoffwechsel vom Therapeuten kontrolliert werden, bei Störungen ist eine Behandlung notwendig. Der Therapeut kann unter folgenden Mitteln wählen: Beim mageren Typ einmalig 5 Globuli Hyoscyamus D 30. Bei den Kraftvollen einmalig 5 Globuli Stramonium D 30.

Die beiden folgenden Mittel greifen bei sexueller Aktivität in den Hormonhaushalt ein: Conium D 30 und Acidum Sulfuricum D 30.

Redefluß

Erregung des Sprachzentrums

Bereits im vorigen Jahrhundert stellte der französische Chirurg Paul Broca durch Untersuchungen an Hirnverletzten fest, daß unser Sprachzentrum in der linken Gehirnhälfte angesiedelt ist. Inzwischen weiß man, daß bestimmte Schädigungen der linken Hemisphäre zu typischen Sprach-, Lese- und Schreibstörungen führen. Eine Erregung des Sprachzentrums führt dazu, daß die betroffenen Kinder pausenlos reden müssen. Auch Cannabis (Haschisch) reizt das Sprachzentrum und ruft Redefluß hervor. Die Beeinträchtigung kann sich auf ein Kind haschrauchender Eltern übertragen. Im Zusammenhang mit dem unnatürlichen Redefluß ist meist auch die Wahrnehmung gestört.

Behandlung (Eltern und Therapeut)

Zuerst muß eventuell Cannabis vom Therapeuten ausgeleitet werden.

Dann geben die Eltern einmal täglich 5 Globuli Lachesis D 30 oder Cimicifuga D 30.

Zugleich reguliert der Therapeut die Wahrnehmung durch Organpräparate und unterstützt Thalamus und Hypothalamus. Dazu sind folgende Präparate von der Firma Wala geeignet: Corpora quadrigemina D 4 (eine Ampulle täglich), Thamalus D 5 (eine Ampulle täglich), Hypothalamus D 6 (eine Ampulle täglich), insgesamt 10 Tage lang.

Das Hypoaktive Syndrom

Häufig nicht erkannt

Hypoaktive Kinder sind schlechter dran, weil ihr Verhalten weniger Aufmerksamkeit auf sich zieht als das hyperaktiver Kinder, sie aber mindestens ebenso leiden wie diese. Ihre ständige innere Unruhe macht sich nach außen nicht bemerkbar. Es sind ruhige, in sich gekehrte, »brave« Kinder, die meistens nicht frühzeitig genug behandelt werden.

In der Hormonumstellung der Pubertät kann das Hypoaktive Syndrom, wird es nicht behandelt, in eine Depression oder Psychose umschlagen (→ Seite 17).

Für die Eltern ist es deshalb doppelt wichtig, die Symptome dieser Krankheit zu kennen und das Verhalten ihrer Kinder genau zu beobachten, um eventuell erforderliche Behandlungen rechtzeitig veranlassen zu können (→ Seite 63).

Weinerlichkeit

Ein Hilferuf

Weinen ist ein vom limbischen System (→ Seite 27) ausgelöstes Signal, das Hilflosigkeit ausdrückt. Tränen sind insofern gesund, als sie vorhandene Blockaden beseitigen und aufgestaute Emotionen befreien. Weinen kann aber auch ein Mittel der Erpressung sein. Das gilt vor allem bei Kindern, die ohne ersichtlichen Grund weinen, sich nicht trösten lassen wollen und das Mitleid anderer offenbar zur Selbstbestätigung brauchen. Dann ist Weinen für das hypoaktive Kind ein Mittel, auf sich und seine Situation aufmerksam zu machen.

Behandlung (Eltern)
Die Behandlung erfolgt nach Abstimmung mit dem Therapeuten.

Ein weinerliches, blasses Kind mit häufigen Ohrenleiden bekommt Pulsatilla D 30. Kinder, denen schnell die Tränen in die Augen schießen, wenn sie etwas Trauriges sehen oder hören, und die sehr unter Heimweh leiden, brauchen Natrium muriaticum D 30. Kommt zum Weinen Zorn hinzu, geben Sie dem Kind Chamomilla D 30.

Dosierungsvorschlag für alle Mittel: Bei Bedarf oder einmal wöchentlich jeweils 5 Globuli.

Introvertiertheit

Vorstufe zur Depression

Ein introvertiertes Kind ist völlig in sich gekehrt und innerlich verkrampft. Es kann über seine Gedanken und Probleme nicht sprechen, versucht aus eigener Kraft eine Lösung zu finden und gerät immer weiter in eine Isolation, die eine Vorstufe zu depressiver Grundstimmung sein kann.

Behandlung (Eltern und Therapeut)
Sie können folgende homöopathische Krampfmittel verabreichen:
Bei negativen Gedanken, die sich im Kreise drehen: Cuprum metallicum D 30;
bei unkontrollierter Gedankenflut Ambra D 30;
bei Verkrampfung mit Angstzuständen Cuprum arsenicosum D 30.
Dosierungsvorschlag für alle Mittel: Bei Bedarf 5 Globuli.
Beraten Sie sich mit einem Therapeuten.

Kontaktarmut

Begleitet von Ängsten

Bei einer Störung im limbischen System (⟶ Seite 27), so meine Erfahrung, kann es zu einer Verarmung der Gefühle kommen, die sich in Unsicherheit, fehlendem Selbstwertgefühl und Ablehnung persönlicher oder sozialer Kontakte äußert. Die häufig bei kontaktarmen Kindern auftretenden Ängste können diese nicht äußern.

Behandlung (Therapeut)
Das limbische System und insbesondere sein »Hippocampus« genannter Teil werden durch Organpräparate (Firma Wala) gestärkt. Zur besseren Ernährung der Nerven wird vom Therapeuten zusätzlich ein Vitamin-B-Komplex gegeben.

Sprachausfall

Der Säure-Basen-Haushalt ist beteiligt

Sprachlosigkeit kann durch eine Verletzung des Sprachzentrums im Gehirn oder einen schweren Schock verursacht werden. Wenn diese beiden Ursachen ausgeschlossen werden können, kann versucht werden, den Sprachausfall durch eine Regulierung des Stoffwechsels zu beheben. Eine große Rolle spielt dabei der Säure-Basen-Haushalt, der bei hyper- und hypoaktiven Kindern ohnehin sehr häufig aus dem Gleichgewicht geraten ist (⟶ Seite 20). Bei einer Übersäuerung bleibt die für das Sprechen verantwortliche Aminosäure Histidin nicht stabil, sie wird in Histamin umgewandelt, das allergische Symptome hervorrufen kann.

Herstellung des Gleich- gewichts

Behandlung (Eltern und Therapeut)
Zusätzlich zur Regulierung des Säure-Basen-Gleichgewichts (→ Seiten 65 und 68) haben sich die Behandlung mit heilen- den Steinen nach der indischen Chakralehre und mit homöo- pathischen Mitteln bewährt. Heilende Steine kann man an einer Kette tragen oder in der Hand halten.
Der wichtigste »Sprachstein«, der Chalcedon, aktiviert das Sprachzentrum. Strophanthus D 12, einmal täglich 5 Globuli, fördert ebenfalls die Sprache.
Ist ein hypokinetisches Kind in der körperlichen Entwicklung etwas zurückgeblieben, wirkt Barium carbonicum D 12 gün- stig auf die Förderung von Wachstum und Sprache ein (ein- mal täglich 5 Globuli).

Hyper- und Hypoaktives Syndrom

Anfangs haben wir festgestellt, daß Hyper- und Hypoakti- vität zwei Erscheinungsformen derselben Stoffwechsel- krankheit sind (→ Seite 15). Die besonderen Symptome des Hyperaktiven und des Hypoaktiven Syndroms haben wir in den letzten Abschnitten besprochen.
Es gibt einige Auffälligkeiten, die beiden Syndromen ge- meinsam sind.

Gestörte Fein- und Grobmotorik
Darunter versteht man einerseits die Fähigkeit, diffizile Be- wegungen auszuführen, die ein hohes Maß an Koordination erfordern, also beispielsweise einen Faden in eine Nadel einzufädeln; andererseits geht es um festes Zupacken und sicheres Festhalten.
In unserem Körper gibt es verschiedene Systeme zur Über- tragung von Informationen. Eines davon ist unser Nerven- system, das mit Hilfe von chemischen Stoffen, den Neuro- transmittern, Impulse vom Gehirn zum Beispiel an die Muskulatur weiterleitet. Dies führt zu einer Kontraktion (Zu- sammenziehen) des betreffenden Muskels und schließlich zur Ausführung einer Bewegung.

Biochemische Ursachen

**Kalzium
spielt eine
wichtige Rolle**

Eine wichtige Rolle spielt dabei das Kalzium (→ Seite 23). Es
reguliert nicht nur die Muskelkontraktion bei Bewegungen,
sondern auch zahlreiche Vorgänge im Stoffwechsel. Schon
eine verhältnismäßig geringe Änderung der Kalziumkonzen-
tration kann diese zellulären Prozesse erheblich beeinträchtigen. Kalzium regt die Ausschüttung der Neurotransmitter für
die Übermittlung von Nervensignalen an. Darüber hinaus veranlaßt dieser Mineralstoff die Zellen der Bauchspeicheldrüse,
Verdauungsenzyme auszuschütten. Die Funktionen des Kalziums werden ihrerseits von dem Eiweiß Calmodulin gesteuert, das aus 148 Aminosäuren besteht (→ Seite 24).
Kalzium wirkt also in mehrfacher Weise auf die Fein- und
Grobmotorik ein. Es spielt bei der Signalübermittlung durch
Neurotransmitter mit und regelt außerdem viele Funktionen
im Stoffwechsel.

Behandlung (Therapeut und Eltern)
Der pH-Wert des Speichels muß kontrolliert und reguliert
werden (→ Seiten 65 und 68). Bei einem Speichel-pH-Wert
unter 7 führen Sie homöopathisch Kalzium, Magnesium und
Laktat zu. Bei einem Speichel-pH-Wert über 7 geben Sie
dem Kind Acidum nitricum.

Einkoten

Wenn Kinder schon sauber waren und danach plötzlich
wieder einkoten, im Alter von 2 Jahren aufwärts, kann das
verschiedene Ursachen haben: Schwäche des Schließ-
muskels, unwillkürlicher Stuhlabgang bei Blähungen oder
Hilflosigkeit in einer seelischen Notlage. In extremen Fällen
spielen hyper- oder hypoaktive Kinder mit ihrem Kot und be-
schmieren damit die Wände. Dann spielen auch eine Wahrnehmungsstörung und eine Störung der Opiatrezeptoren im
Gehirn mit hinein (→ Seite 45). Beides hat der Therapeut bei
der Behandlung zu berücksichtigen.

**Verschiedene
Ursachen**

Behandlung (Therapeut)
Opium in einer Hochpotenz vom Homöopathen verabreicht,
bei gleichzeitiger Verstopfung einmal wöchentlich 5 Globuli
Opium D 30.

Bettnässen

Der Psychologe sagt: Bettnässen sind die am Tage unge-
weinten Tränen der Kinder. Der Homöopath meint dazu: Die
langzeitige Einnahme von Eisenpräparaten kann zu einem
Arzneimittelbild führen, zu dem als Symptom auch Einnässen gehört. (Unter »Arzneimittelbild« versteht die Homöopathie die Gesamtheit der Symptome, die bei längerer Einnahme eines Mittels bei gesunden Menschen auftreten.)
Auch übermäßiges Trinken, Entzündungen oder Unterleibs-
erkältungen können eine Rolle spielen. Man muß deshalb
unterscheiden, ob das Bettnässen eine vorübergehende,
durch eine akute Krankheit bedingte Erscheinung ist, oder
ob es sich über einen längeren Zeitraum hinweg mit einiger
Regelmäßigkeit wiederholt. Dann kann es sich um ein
Symptom sowohl des Hyper- als auch des Hypoaktiven
Syndroms handeln. Auf keinen Fall sollte man den Kindern
Vorwürfe machen, sondern nach den Ursachen suchen und
sie behandeln. Besonders wichtig ist liebevolle Zuneigung.

Vorübergehend oder über einen längeren Zeitraum?

Behandlung (Therapeut)
Der Homöopath verabreicht eine Hochpotenz von Eisen zur
Ausleitung. Nach Absprache mit dem Therapeuten sind bei
Erkältung dreimal täglich 5 Globuli Dulcamara D 6 angezeigt,
bei mangelnder Spannkraft der Blase einmal täglich 5 Globu-
li Ferrum metallicum D 30 oder einmal täglich 5 Globuli
Sepia D 30.

Tics

Unter Tics versteht man unkontrollierbare Zuckungen einzel-
ner Gesichtsmuskeln, die einseitig oder beidseitig auftreten
können. Bei Aufregung, Angst oder nervlicher Anspannung
werden die Tics häufiger. Es handelt sich dabei um eine
Störung an bestimmten Synapsen, also Schaltstellen, die
Nervenreize weiterleiten. Eine der Ursachen ist ein Mangel
an dem Neurotransmitter Acetylcholin, der die Nervenreize
reguliert. Da Kalzium als Regulator bei der Muskelerregung
fungiert, kann auch ein zu niedriger Kalziumspiegel vorliegen. Tritt der Tic einseitig auf, ist die gegenüberliegende Gehirnhälfte überreizt.

Unkontrollier-bare Zuckungen

Behandlung (Therapeut und Eltern)

Vor allem muß der Kalziumstoffwechsel reguliert werden (→ Seiten 65 und 68).

Dazu geben Sie Ihrem Kind nach Absprache mit dem Therapeuten einmal täglich 5 Globuli Curare D 30, täglich eine Ampulle des Neurotransmitters Acetylcholin D 12, beides 10 Tage lang, dazu wahlweise dreimal täglich 5 Globuli Zincum valerianum D 4 oder dreimal eine Tablette Zincum metallicum D 4, falls sich gleichzeitig eine Unruhe in den Beinen (Zappeln) bemerkbar macht.

Schlaflosigkeit

Viele hyper- und hypoaktive Kinder leiden an Einschlaf- oder Durchschlafstörungen. Dafür können nicht bewältigte Ängste verantwortlich sein, ein ernstes Alarmzeichen für die Eltern.

Alarmzeichen für die Eltern

Wir haben bereits gesehen, daß ein gestörter Schlafplatz Schlaf und Erholung beeinträchtigt (→ Seite 37).

Es kann ein Serotonin-Mangel vorliegen, der dann vom Therapeuten behandelt werden muß.

Ein sehr häufiger Grund für Schlafstörungen ist ein gestörtes Gleichgewicht im vegetativen Nervensystem, das alle unwillkürlichen, vom Verstand nicht bewußt steuerbaren Vorgänge in unserem Körper reguliert. Es besteht aus zwei Systemen. Der Sympathikus ist die treibende Kraft im Leben, er behält tagsüber die Oberhand. Sein Gegenspieler, der Parasympathikus, sorgt nachts für Ruhe und Entspannung. Ist er in seiner Funktion geschwächt, dann kann er das nicht, und es kommt zu Schlafstörungen.

Behandlung (Eltern)

Lassen Sie zuerst den Schlafplatz Ihres Kindes durch einen geübten Rutengänger kontrollieren – oder rücken Sie das Bett an eine andere Stelle. Schenken Sie Ihrem Kind gerade abends viel ruhige Zuwendung, um ihm Ängste zu nehmen und ein Urvertrauen aufzubauen.

Ruhige Zuwendung

Versuchen Sie dann, ihm mit homöopathischen Mitteln zu helfen: Abends je 5 Globuli Zincum valerianum D 4, Passiflora D 3 und Avena sativa D 2.

Bei hartnäckiger Schlaflosigkeit können Sie zusätzlich abends je eine Ampulle Serotonin D 6 und Nervus vagus D 3 (Firma Wala) geben (nicht länger als 10 Tage). Bleibt der Erfolg aus, konsultieren Sie einen erfahrenen Therapeuten.

Angst

Je besser es uns geht, desto mehr Menschen leiden an Ängsten, die manchmal verdeckt auftreten. Sie sind der Preis für unsere Zivilisation und werden oft mit Furcht verwechselt. Diesen Unterschied müssen wir uns klar machen, wenn wir unsere kranken Kinder besser verstehen wollen: Vor einer Bedrohung, die wir sehen und erkennen, können wir uns fürchten, wir können aktiv etwas dagegen tun, zum Beispiel uns auf eine schwierige Prüfung vorbereiten. Angst dagegen ist etwas Unbestimmtes, das wir nicht fassen können, und das sowohl körperliche als auch seelische Ursachen hat. Die körperlichen Ursachen der Angst werden oft nicht richtig erkannt und behandelt.

Angst ist nicht Furcht

Hypoaktive Kinder machen in ihrem ganzen Verhalten einen »ängstlichen« Eindruck. Daß auch die hyperaktiven, aggressiven und verhaltensauffälligen Kinder Angst haben, machen wir uns leider oft nicht bewußt. Diese Angst wird vermutlich vom limbischen System (→ Seite 27) gesteuert und beruht nicht nur auf äußeren Einflüssen wie einem mangelnden Verständnis von seiten der Eltern oder der Schule, sondern ganz konkret auch auf Stoffwechselstörungen, die ein erfahrener Therapeut homöopathisch behandeln kann. Nur so kann das Kind die Angst vor der Angst verlieren.

Auch das aggressive Kind hat Angst

Behandlung (Eltern)
Bei Verlassensangst einmal täglich 5 Globuli Phosphor D 30. Bei allgemeiner Lebensangst einmal wöchentlich 5 Globuli Arsenicum album D 30. Bei Schul- und Prüfungsangst einmal täglich 5 Globuli Argentum nitricum D 12.
Das limbische System unterstützt man mit einmal täglich einer Ampulle Hippocampus D 3 (Firma Wala).
Diese Mittel können Sie dem Kind unbesorgt selbst 10 Tage lang geben. Bleibt der Erfolg aus, konsultieren Sie einen erfahrenen Therapeuten.

Berührungsängste

Kontaktarmut kann so weit führen, daß ein Kind Angst vor körperlicher Berührung hat und sogar die zärtlich streichelnde Hand der Mutter zurückweist. Die Mutter empfindet das als Kränkung und fragt sich schuldbewußt, was sie denn falsch gemacht habe.

Für ein Kind ist körperliche Zärtlichkeit lebensnotwendig. Deshalb ist bei Berührungsängsten, wie sie bei hyper- und hypokinetischen Kindern immer wieder vorkommen, nach den Ursachen zu suchen; sie sind zu behandeln.

Überempfindliche Hautnerven

Wie bei allen psychosomatischen Störungen müssen wir auch bei Berührungsängsten körperliche und seelische Ursachen unterscheiden. Häufig sind die Hautnerven dieser Kinder so überempfindlich, daß bereits eine leichte Berührung ein Schmerzempfinden auslöst. Hinzu kommt eine innere Verkrampfung, die langfristig nur durch Geduld und liebevolle Zuwendung zu lösen ist.

Behandlung (Eltern und Therapeut)

Dreimal täglich eine Tablette Cuprum oxydatum D 6, dreimal täglich eine Tablette Zincum metallicum D 4, dazu 14 Tage lang täglich eine Ampulle Acetylcholin D 12.

Außerdem ist eine Regulierung des Säure-Basen-Gleichgewichts durch den Therapeuten erforderlich (→ Seite 65).

Stottern

Stottern ist eine schwierig zu behandelnde Sprachstörung. Betroffene Kinder entwickeln zusätzlich zu anderen körperlichen oder seelischen Störungen Komplexe, die zum Verlust des Selbstwertgefühls führen können.

Verlust des Selbstwertgefühls

Behandlung (Eltern und Therapeut)

Es wird dieselbe Therapie wie bei Sprachausfall angewandt: Bei Bedarf einmalig 5 Globuli Strophanthus D 12, dazu bei körperlich zarten Kindern einmal täglich 5 Globuli Barium carbonicum D 12.

Das Säure-Basen-Gleichgewicht muß durch den Therapeuten reguliert werden.

Sie können dem Kind einen »Sprachstein« (Chalcedon) geben (→ Seite 52).
Bleibt der Erfolg aus, konsultieren Sie einen erfahrenen Therapeuten.

Schwere Störungen als mögliche Folgen

Ärztliche Behandlung

Meiner Erfahrung nach können sich, wird das Hyper- oder Hypoaktive Syndrom nicht behandelt, schwere Störungen entwickeln, die ausnahmslos ärztlich behandelt werden müssen.

Autistisches Verhalten

Frühkindlicher Autismus ist eine schwere Stoffwechselstörung, möglicherweise verbunden mit einer anlagebedingten Veränderung bestimmter Bereiche im Gehirn. Autistische Kinder leben isoliert in einer eigenen Gedankenwelt, jede Kontaktaufnahme fällt ihnen schwer, sie entwickeln keine gefühlsmäßigen Bindungen. Ein Drittel dieser Kinder zeigt eine verzögerte Sprachentwicklung, zwei Drittel passen sich zumindest oberflächlich ihrer Umgebung an, bleiben jedoch immer gefühlsmäßig isoliert. Echter frühkindlicher Autismus im Sinne einer ererbten Veränderung ist selten, aber im Zusammenhang mit dem Hypoaktiven Syndrom kann eine dem Autismus ähnliche Verhaltensweise auftreten.

Innere Isolation

Behandlung (Kinderarzt/Psychiater)

Die Behandlung muß in jedem Fall einem erfahrenen Kinderarzt oder Psychiater anvertraut werden, der zunächst eine exakte Diagnose stellt und dann je nach Art und Schwere der Erkrankung eine heilpädagogische Behandlung einleitet.

Magersucht

Vor allem bei Mädchen

Hypoaktive Mädchen neigen häufig zur Magersucht (Anorexia nervosa). Dabei handelt es sich um eine schwere, seelisch bedingte Eßstörung, die unbehandelt in etwa 10 Prozent der Fälle zum Tod führt. Sehr oft steht am Anfang der meist in der Pubertät oder kurz danach auftretenden Krankheit eine Schlankheitskur, die zwanghaft fortgesetzt wird und zu einem Ekel vor Nahrung mit Erbrechen führt.

Behandlung (Arzt)
Eine hochgradige Anorexie muß von einem darin erfahrenen Arzt behandelt werden.

Epilepsie

Nur die Anlage zur Epilepsie ist erblich bedingt. Viele Menschen erfahren niemals, daß sie diese Anlage haben. Es ist zusätzlich ein »Auslöser« notwendig, damit es zu einem epileptischen Anfall kommen kann. Ein solcher Auslöser kann beispielsweise eine Stoffwechselstörung, eine hochgradige Erregung oder ein Unfall sein.

Die Symptome Ein epileptischer Anfall macht sich durch Zuckungen bemerkbar, die sich bis zu schweren Krämpfen steigern können. Beim »Grand Mal« verliert der Patient das Bewußtsein, er hat Schaum vor dem Mund und wälzt sich hilflos auf dem Boden. Deshalb wurde die Krankheit früher auch »Fallsucht« genannt. Dem Anfall geht eine Veränderung des Gehirnstoffwechsels voraus. Dem Anfall können Lähmungserscheinungen folgen.

In schweren Fällen kann es bei Kindern zu zehn und noch mehr Anfällen innerhalb von 24 Stunden kommen. Ein epileptischer Zustand kann sich über mehrere Stunden hinziehen. Es ist unbedingt ärztliche Hilfe erforderlich. Bei rechtzeitiger und richtiger Behandlung bleiben sehr viele junge Epileptiker ein Leben lang anfallfrei, ohne jemals wieder Medikamente nehmen zu müssen. **Ärztliche Hilfe ist erforderlich**

Hier geht es um die hyper- und hypoaktiven Kinder, bei denen – so meine Erfahrung – die aufgestaute innere Unruhe zum Auslöser eines epileptischen Anfalls werden kann. **Biochemische Zusammenhänge** Bei ihnen liegt meist folgende Situation vor: Der Neurotransmitter Acetylcholin regt die Hirntätigkeit an. Sein Gegenspieler ist der Neurotransmitter Gammaaminobuttersäure, der die Erregung des Gehirns dämpft. Die hemmende Wirkung tritt jedoch nur dann ein, wenn genügend Chlor-Anionen vorhanden sind. Diese werden jedoch nach einfachen chemischen Gesetzen von Fluor-Anionen verdrängt.

Daraus ergibt sich eine ernste und bisher zu wenig beachtete Frage: Könnte es sein, daß der übermäßige Fluorkonsum in unserer Gesellschaft, der hauptsächlich die Kinder betrifft, durch Unterdrückung der Chlor-Anionen und damit der Reizhemmung im Gehirn für die Zunahme nicht nur der Hyperaktivität, sondern auch epileptischer Anfälle mitverantwortlich ist?

Behandlung (Therapeut)
Epileptiker müssen in jedem Fall von einem Therapeuten behandelt werden.

Vorbeugung Um die Anfälle in Häufigkeit, Dauer und Schwere zu reduzieren, kann der Therapeut dreimal täglich eine Tablette Cuprum metallicum D 6 geben und nach jedem Anfall 5 Globuli Arnica D 30. Dazu dreimal täglich 1 Tablette Zincum valerianum D 4. Einmalige Gabe von Cicuta D 30 mindert die Hirnkrämpfe.
Nach dem Anfall beruhigen einige Tropfen Rescue Remedy, eine Mischung aus Bachblüten. Vorsichtshalber keine fluorhaltigen Produkte verwenden.

Drogenmißbrauch

Die Schmerzforschung hat in den letzten Jahren Zusammenhänge aufgedeckt, die das Suchtproblem in einem völlig neuen Licht erscheinen lassen. Unter »Rezeptoren« versteht man Ausstülpungen an Zellen, an die sich bestimmte Stoffe anlagern, »andocken«, und dann in der Zelle wirksam werden (→ Seite 45). Jeder Rezeptor ist wie ein Schlüsselloch, in das nur ein bestimmter Schlüssel paßt, in diesem Fall ein einziger Stoff. Durch diesen Trick der Natur wird verhindert, daß Substanzen in die Zelle gelangen, die nicht gebraucht werden oder ihr gar schaden.

Im menschlichen Gehirn wurde ein körpereigenes Opiat namens Dynorphin entdeckt, das etwa 200mal wirksamer ist als Morphin. Wird ein entsprechend starkes Schmerzsignal gegeben, besetzt dieses Opiat sofort die freien Rezeptoren und blockiert das Schmerzempfinden oder setzt es stark herab. So kommt es, daß man nach einer schweren Verletzung zunächst nichts spürt. Das liegt unter anderem

Aus der Schmerzforschung

auch daran, daß die Opiate die Freisetzung von Neurotransmittern hemmen und Nervenreize deshalb nicht weitergeleitet werden können.

Auf diesem Gebiet ist die Forschung noch in vollem Gange, vieles ist noch nicht endgültig bewiesen, aber einige neue und für unsere Kinder wichtige Folgerungen lassen sich doch schon ziehen: Sind die Rezeptoren nicht besetzt, kommt es zu Unruhe und Aggression.

Unruhe und Aggression

Die für körpereigene Opiate passenden Rezeptoren sind so beschaffen, daß sich auch Endorphine an ihnen festsetzen und eine Beruhigung bewirken können. Endorphine werden übrigens auch durch Lachen und durch Musik freigesetzt. Das könnte eine Antwort auf die Frage sein, warum sich gerade hyperkinetische Kinder dauernd von Musik »berieseln« lassen.

Damit kommen wir zum Thema.

Alle Endorphine sind komplizierte körpereigene Eiweiße, die aus Aminosäuren bestehen. Sie besetzen im Normalfall die meisten Rezeptoren und sorgen dafür, daß wir uns ausgeglichen fühlen und auf Reize nicht übersensibel reagieren. Bei hyperkinetischen Kindern ist die Produktion bestimmter Aminosäuren gestört (→ Seite 19). Es gibt zu wenig Endorphine; viele der vorhandenen Rezeptoren bleiben also unbesetzt. Dadurch entsteht eine quälende innere Unruhe. Bei der ersten Begegnung mit Drogen erlebt dieses Kind in hohem Maße das erlösende Gefühl von Ruhe und Ausgeglichenheit, weil die Droge die Rezeptoren besetzt. Aus psychologischer Sicht müßte verständlich sein, daß diese Kinder immer wieder nach Drogen greifen, um in den Zustand von Ruhe und Ausgeglichenheit zu kommen. Deshalb sind hyper- und hypoaktive Kinder weitaus drogengefährdeter als andere.

Drogen beruhigen

Höchstwahrscheinlich entsteht die Sucht dadurch, daß bei manchen Menschen zu viele Opiatrezeptoren unbesetzt sind. Das erzeugt eine unerträgliche innere Unruhe und Unzufriedenheit. Sie wird durch die Einnahme von Rauschgift ausgeglichen. Es wurde bewiesen, daß die Zuführung der Droge von außen immer mehr Rezeptoren entstehen läßt, die dann wieder frei sind und neue Unruhe auslösen. Um

Körperliche Abhängigkeit

sie zu besetzen, muß die Dosis des Rauschgifts erhöht werden, und es entsteht eine verhängnisvolle körperliche Abhängigkeit.

Die Suchtkrankheit ist also dem Hyperkinetischen Syndrom
eng verwandt. Damit ist die Therapie vorgezeichnet: Es
Die Therapie kommt in erster Linie darauf an, die freien Rezeptoren wieder mit Endorphinen zu besetzen und damit die innere Un-
ruhe zu beseitigen, die den Drang nach Drogen ausmacht.
Diese Endorphine werden nur dann gebildet, wenn die
Aminosäuren funktionsfähig sind, und dazu ist wiederum ein
intakter Stoffwechsel notwendig. Deshalb können Entgiftung und anschließende Psychotherapie bei Suchtkranken
nur dann dauerhaften Erfolg haben, wenn vorher der Stoffwechsel reguliert wurde.

Behandlung (Therapeut)
Gerade bei drohender Drogenabhängigkeit ist Vorbeugung
sehr viel einfacher und erfolgversprechender als jede Therapie. Das bedeutet in erster Linie eine Regulierung des ge-
störten Stoffwechsels und die Ausleitung von bereits im
Körper vorhandenen Drogen durch Hochpotenzen von Cannabis, Anhalonium oder Opium – beides kann nur ein Therapeut durchführen. Drogenentwöhnung bedarf klinischer Behandlung.

Die Grundbehandlung

Gerade zur Behandlung des Hyperkinetischen Syndroms aufgrund einer Störung im Stoffwechselgeschehen gibt es so viele verschiedene Rezepte für Diäten und andere Maßnahmen, daß Eltern betroffener Kinder leicht den Überblick verlieren können. In ihrer Ratlosigkeit irren sie von einem Therapeuten zum anderen und finden am Ende doch nicht die erhoffte Hilfe.

Regulierung des Stoffwechsels

Das Ergebnis meiner zehnjährigen intensiven Beschäftigung mit den Stoffwechselstörungen beim Hyperkinetischen Syndrom ist die Erkenntnis, daß die biochemisch-homöopathische Stoffwechselregulierung eine wirksame Therapie ist. Eine solche Kombination von Biochemie und Homöopathie beruht auf Testergebnissen der Elektroakupunktur und berücksichtigt im Sinne einer ganzheitlichen Betrachtensweise alle störenden Faktoren wie Umwelteinflüsse, Impfschäden, Krankheiten, erbliche Belastungen, das Stoffwechselmilieu und die Steuerung der Stoffwechselvorgänge.

Was der Therapeut tun kann

Für den Therapeuten ergibt sich folgender Katalog von Maßnahmen, bei denen er die Unterstützung der Eltern braucht:

Maßnahmen

1. Austesten, ob der Patient »revers« ist: Viele hyperkinetische Kinder reagieren auf Aufputschmittel mit zeitweiliger Ruhe und Konzentration, auf Beruhigungsmittel dagegen mit vermehrter Aktivität – das nennt man »revers«.
2. Den Schlafplatz auf Störungen untersuchen, gegebenenfalls durch Austestung am vierten Milz-Pankreas-Punkt.
3. Beseitigung von Amalgamfüllungen und Ersatz durch Keramik oder lichtgehärteten Kunststoff. Falls Kronen erforderlich sind, ist das darunter verwendete Metall auf individuelle Verträglichkeit zu testen. Amalgam-Ausleitung durch den Homöopathen. Keine fluorhaltige Zahnpaste mehr benutzen.
4. Sie und Ihre Kinder sollten außer Gelbgold keine Metalle am Körper tragen. Hyperkinetische Kinder sollten deshalb keine Armbanduhren aus Metall tragen.
5. Störfelder von Narben sind zu behandeln, am besten mit Kalzium-Floratum-Salbe. Auch von einer Blockade im Ilio-

sacralgelenk kann eine Störung ausgehen. Ein eventueller Unterschied in der Beinlänge läßt sich durch Elektroakupunkturbehandlung an zwei Neuralpunkten, die der Therapeut kennt, behandeln.

6. Nach Austestung mit Elektroakupunktur Diätmaßnahmen verordnen: keine Kuhmilch, aber Milchprodukte wie Käse oder Joghurt, keine Konservierungs- und Farbstoffe, keine Fertignahrung, kein Schweinefleisch, Honig und Fruchtzucker statt weißem Zucker, keine anderen Süßigkeiten, vor allem keine Schokolade und keinen Kakao.

Homöopathische Mittel

7. Nach den Regeln der klassischen Homöopathie ist das Konstitutionsmittel zu finden, das im Organismus am besten eine Regulation bewirkt und auf diesem Wege zur Heilung führt.

8. Erbliche Belastungen, Impfschäden, Folgen von Kinderkrankheiten und Umweltbelastungen sind mit einer Hochpotenz nach den Regeln der Homöopathie auszuleiten.

9. Darmsanierung nach Laboruntersuchung einer Stuhlprobe (Adressen → Seite 93). Falls Pilze (Candida) gefunden werden, ist eine Pilzkur mit leberunterstützenden Homöopathika und einer Hochpotenz von Ammoniak erforderlich.

Zur Leberunterstützung eignen sich:
dreimal täglich 1 Tablette Carduus marianus D 2 oder
dreimal täglich 5 Globuli Taraxacum D 3 oder
dreimal täglich 5 Globuli Okobaca D 3 oder
dreimal täglich 5 Globuli Chelidonicum D 3

Nach meiner Erfahrung hat sich zur Wiederherstellung einer gesunden Darmflora (Symbiose) am besten folgende »Pilzkur« bewährt:

Darmsanierung

• Sieben Tage lang flüssiges Nystatin, dreimal täglich eine Pipette nach den Mahlzeiten.

• Anschließend zehn Tage lang dreimal täglich eine Tablette Nystatin.

• Danach ist, ebenfalls zehn Tage lang, ein Aufbau der Darmflora angezeigt, der sich danach richtet, ob Durchfall oder Verstopfung überwiegt. Das geschieht bei Durchfall mit dreimal täglich 1 Tablette Perentherol plus, dreimal täglich 1 Dragee Mutaflor schwach, bei Verstopfung mit dreimal täglich Omniflora und dreimal täglich 1 Tablette Orocid.

Nach dieser Symbioselenkung wird das Nystatin wieder aus dem Körper ausgeleitet:
• Zehn Tage lang täglich eine Ampulle Nystatin D 6 (Firma Stauffen), dazu dreimal täglich 5 Globuli Sulfur D 4.
• Der weitere Aufbau im Darm erfolgt mit Organpräparaten (Firma Wala) für Darmlymphe, Dickdarm und Dünndarm jeweils in D 4-Potenzen, täglich eine Ampulle: Folliculi lymphatici aggregati, Colon, Ileum und Jejunum.
• Nach dieser Behandlung ist zu kontrollieren, ob der Stuhl nun pilzfrei ist.
• Die Darmkur sollte der Therapeut mit der Gabe von zweimal täglich 5 Globuli Borax D 12 begleiten.
• Während der Kur sind Zucker und Alkohol streng verboten.
10. Austestung aller Chinone und potenzierten Aminosäuren am Pankreaspunkt. Das bleibt dem Therapeuten überlassen
11. Regulierung des pH-Wertes:
Liegt er im Speichel unter 7, gibt man eine Hochpotenz Natrium und in niedriger Potenz Calcium-Magnesium-Lactat.

Säure-Basen-Haushalt ausgleichen

Bei einem pH-Wert über 7 gibt man eine Hochpotenz Calcium und in niedriger Potenz eine Säure, außerdem sollte der Zitronensäurezyklus reguliert werden.
12. Am Zentralnervenpunkt sind alle Neurotransmitter auszutesten.
Unterstützende Maßnahmen, die der Therapeut begleitend einsetzen kann: Fußreflexzonenmassage, kinesiologische (gymnastische) Übungen (→ Seite 73), Farb- und Spieltherapie, Therapie mit Steinen, Düften und Farben. Hier verfährt jeder Therapeut nach seiner eigenen Erfahrung.

Hilfe durch die Eltern

Bevor Sie Ihr hyperkinetisches Kind zu Hause selbst behandeln, müssen Sie herausfinden, ob Sie oder Ihr Kind revers sind. Dabei handelt es sich um eine Art von Blockade, bei der die Betroffenen »verkehrt« reagieren (→ Seite 63).
Reverse Menschen haben die fatale Neigung, alles zu tun, was ihrer Gesundheit schadet, sich und andere in gefährliche Situationen zu bringen und den Kontakt ausgerechnet zu solchen Menschen zu suchen, die sie eigentlich nicht mögen und deren Bekanntschaft ihnen nur Nachteile bringt. Befindet sich einer der Beteiligten in einem solchen reversen Zustand, kann eine Behandlung auch dann keinen Erfolg bringen, wenn Sie genau die richtige Methode und genau die passenden homöopathischen Mittel wählen. Deshalb muß diese Blockade aufgehoben werden, bevor Sie Ihrem hyperkinetischen Kind wirksam helfen können.

Überprüfen Sie sich selbst

Den reversen Zustand überwinden

Es gibt eine bewährte Übung zur Überwindung des reversen Zustandes: Ballen Sie beide Hände vor Ihrem Körper, und drehen Sie die Fäuste mit den Knöcheln nach unten. Nun schlagen Sie die Fäuste mit den Seiten, an denen die kleinen Finger sind, mehrmals kräftig zusammen.

Schlagen Sie die Fäuste mehrmals kräftig aneinander. Sagen Sie sich dabei laut vor: »Ich will gesund werden!«

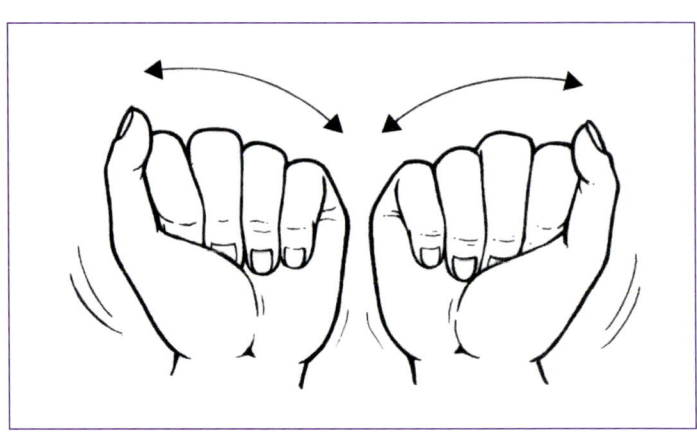

Damit regen Sie zwei Akupunkturpunkte an, die »Dünndarm 3« heißen. Nach der chinesischen Medizin sind diese Punkte das Tor zur Wirbelsäule bis hinauf zum Kopf. Stellen Sie sich vor, wie Sie mit dem Klopfen dieses Tor öffnen und nun freien Zugang zu der Blockade im Kopf haben. Um die reverse Situation zu beseitigen, sagen Sie während des Klopfens laut positive Vorsätze wie »Ich will gesund werden!« – »Ich will positiv denken!« – »Ich will ganz ruhig sein!« Die Formeln dürfen auf keinen Fall eine Verneinung enthalten, denn diese kann unser Unbewußtes offenbar nicht verarbeiten.

»Ich will positiv denken!«

Kinder, die von Anfang an immer »Nein!« schreien, sind revers. Man muß sie aus ihrer Blockade herausholen, bevor eine sinnvolle Behandlung möglich ist.

Stoffwechselgleichgewicht herstellen

Sie wissen bereits, daß die Bauchspeicheldrüse eine wichtige Rolle bei der Aufspaltung von Eiweißen aus der Nahrung in Aminosäuren spielt (→ Seite 19). Als Eltern können Sie diese Funktion durch die Verabreichung von Chinonen unterstützen. Das sind Verbindungen, die sowohl die Verwertung von Sauerstoff als auch die Ausscheidung von Giften aus den Organen verbessern, ohne selbst irgendwelche biochemische Verbindungen einzugehen.

Der Therapeut testet aus

Am besten wäre es, von einem erfahrenen Therapeuten austesten zu lassen, welche Chinone den Stoffwechsel Ihres Kindes am positivsten beeinflussen würden. Andernfalls ist es aber unbedenklich, wenn Sie in der Apotheke Ubichinon D 6 (Stauffen-Pharma) besorgen und Ihr Kind davon täglich eine Ampulle trinken lassen.

Sollten gleichzeitig Darmprobleme (Verstopfung oder Durchfall) vorliegen, geben Sie Ihrem Kind zusätzlich täglich eine Ampulle Anthrachinon D 6, bis die Verdauung wieder normal ist (2 Wochen lang).

Bei Blähungen und trockener Haut geben Sie Ihrem Kind sechs Wochen lang täglich dreimal 5 Globuli Syzyguim D 6.

pH-Wert-Verschiebungen regulieren

Das Säure-Basen-Gleichgewicht mit den jeweils richtigen pH-Werten ist von entscheidender Bedeutung für die reibungslose Arbeit von Aminosäuren, aus denen Enzyme, Neurotransmitter und Überträgerstoffe entstehen (→ Seite 20).

Testen Sie selbst

Eine einfache Kontrolle und Regulierung des pH-Wertes können Sie selbst vornehmen: Kaufen Sie in der Apotheke ein Indikatorpapier (Firma Merck, Artikel-Nummer 9525). Lassen Sie Ihr Kind morgens nüchtern, vor dem Zähneputzen, auf den Papierstreifen spucken. Dann können Sie den pH-Wert des Speichels an der Farbskala ablesen.

Liegt der gemessene pH-Wert bei 7, ist alles in Ordnung. Bei einem niedrigeren Wert müssen Sie Kalzium, Magnesium und Laktat zuführen: Im allgemeinen hat sich bei hyperaktiven Kindern am besten eine Kombination von dreimal täglich 1 Tablette Magnesium chloratum D 3 und dazu täglich zweimal 5 Globuli Acidum lacticum D 12 bewährt.

Dazu wählen Sie nach Ihren Beobachtungen eines der vier folgenden Kalzium-Präparate:

Kalzium-Präparate

● Ist Ihr Kind im Denken und in den Bewegungen verlangsamt und schwitzt es auffällig am Hinterkopf, geben Sie dreimal täglich eine Tablette Calcium carbonicum D 2.

● Kindern mit auffallendem Bewegungsdrang, die nicht allein sein können, geben Sie dreimal täglich 1 Tablette Calcium phosphoricum D 4.

● Hyperaktive Kinder mit schlechten schulischen Leistungen bekommen täglich dreimal 5 Globuli Calcium floratum D 6.

● Hat das Kind dünnes Haar, und klagt es häufig über kalte Hände und Füße, ist dreimal täglich 1 Tablette Calcium silicium D 4 angezeigt.

In der kalten Jahreszeit, bei einem Mangel an Sonne und frischer Luft, können Sie Vitamin-D-Tropfen zugeben, einmal wöchentlich 15 Tropfen (bitte an die Dosierung halten). Die Aufnahme des Kalziums wird durch die Verbindung mit Magnesium und Laktat (homöopathisch) gefördert.

Wenn der pH-Wert des Speichels über 7, also in den basischen Bereich, ansteigt, geben Sie zweimal täglich 5 Globuli Acidum nitricum D 12.

Diese Maßnahmen sollten Sie außerdem durchführen

Schlafplatz

● Lassen Sie den Schlafplatz von einem erfahrenen Ruten-gänger oder Fachmann für Kinesiologie durch Messungen kontrollieren (Adressen → Seite 93).

● Amalgamplomben sollten durch einen biologisch orientier-ten Zahnarzt entfernt und das Amalgam durch lichtgehärtete weiße Füllungen ersetzt werden.

● Der Stuhl sollte von einem darauf spezialisierten Institut (Adresse → Seite 93) auf einen eventuellen Befall des Darms mit Pilzen verschiedener Sorten untersucht werden. Bei einem positiven Befund behandelt der Therapeut.

Darm-Untersuchung

● Es sollte eine »kleine« Diät eingehalten werden, wie ich sie erläutert habe (→ Seite 31), aber ich warne ausdrücklich vor einem »Diätterror«, der das hyperkinetische Kind in Familie, Schule und Freundeskreis isoliert und zum Außen-seiter macht. Daraus entstehen seelische Belastungen, die schwerer wiegen als jede Stoffwechselentlastung durch eine strenge Diät, wie sie oft noch verordnet wird. Schließen Sie Ihr Kind keinesfalls aus der Gemeinschaft aus, und betrachten Sie gelegentliche Diätsünden nicht als Kata-strophen. Sie lassen sich durch Chinone (täglich 1 Ampulle Ubichinon D 6) recht gut ausgleichen.

Zu einer ganzheitlichen Behandlung, die gerade beim hyper-kinetischen Kind so wichtig ist, gehört auch der Spaß am Leben.

Nutzen Sie die Kinesiologie

Energie-Blockaden lösen

Die Kinesiologie ist eine Methode, die an Hand von Muskel-tests Energieblockaden aufdeckt und mit Hilfe bestimmter Übungen das Gleichgewicht im Körper, die Harmonie, wie-der herstellt. Der Grundgedanke ist einfach und einleuch-tend. Positive Beeinflussung macht einen Muskel stark, ne-gative Beeinflussung macht ihn schwach.

Da die seelische Verfassung den Stoffwechsel direkt beein-flußt (→ Seite 27), können wir verallgemeinernd feststellen:

Alles Positive macht den Menschen stark und gesund, alles Negative macht ihn schwach und krank.

Wahl der Worte Sogar Worte können einen Menschen positiv oder negativ beeinflussen. Das ist seit langem bewiesen, aber trotzdem werden auf diesem Gebiet aus Unkenntnis, Gedankenlosigkeit oder reverser Einstellung verhängnisvolle Fehler begangen. Wie oft kommt es vor, daß eine Mutter ihr ohnehin hyperaktives Kind – aus verständlicher Sorge und böser Erfahrung – morgens ermahnt: »Tu endlich etwas, streng dich heute in der Schule an, sonst schaffst du es nie!« Damit schwächt sie ihr Kind, auch wenn es dazu wahrscheinlich schweigt. Ein ermunternder Satz dagegen stärkt das Kind: »Ich weiß, daß du das kannst, bleib ganz ruhig, du wirst heute der Beste sein!«

Schon eine Geste, eine Handbewegung, kann eine ähnliche Wirkung hervorrufen. Unabhängig von Worten oder Mimik ist bewiesen, daß eine Handbewegung von oben nach unten schwächt, eine Bewegung von unten nach oben dagegen stärkt. Das läßt sich nach den Regeln der Kinesiologie durch einen einfachen Test eindrucksvoll beweisen.

Testen Sie selbst!

Voraussetzung ist, daß Tester und getestete Person nicht revers sind oder die Blockade mit Hilfe der beschriebenen Übung, das Aneinanderschlagen der mit den Knöcheln nach unten gerichteten Fäuste (→ Seite 66), einigermaßen überwunden haben.

Muskeltest Die getestete Person streckt eine Hand seitlich in Schulterhöhe aus. Der Tester legt eine Hand flach auf die Thymusdrüse unter dem Brustbein und versucht, mit der anderen waagrecht ausgestreckten Hand die Hand der Testperson herunterzudrücken, ohne sie dabei anzusehen. Nun wird der geleistete Widerstand getestet – er müßte größer sein, wenn der Getestete laut »Ja!« sagt und schwächer, wenn er »Nein!« sagt.

Hier der überraschende Beweis für die vorhin aufgestellte Behauptung, daß sich der Muskelwiderstand ändert: Der Tester bewegt seine ausgestreckte Hand dreimal vor der Mitte des Oberkörpers der getesteten Person von oben nach unten. Beim nächsten Kraftvergleich ist die getestete Person schwächer geworden, weil der Tester ihr an einem wichtigen Meridian (→ Seite 79) Energie weggenommen hat. Die sollte er ihr vor Beendigung des Tests durch eine dreimalige Handbewegung von unten nach oben zurückgeben.

Sie sind skeptisch und glauben mir nicht? Machen Sie doch diesen einfachen Versuch, und stellen Sie fest, ob sich der Widerstand des Testpartners verändert oder nicht!

Lernen durch Bewegung – nutzen Sie diese Möglichkeit

Verbesserung der Gehirn- arbeit

Edu-Kinestetik, »Lernen durch Bewegung«, ist ein Teilgebiet der Kinesiologie. Die Hauptaufgabe der Edu-Kinestetik besteht darin, Blockaden im Energiefluß zu beseitigen, die Zusammenarbeit von linker und rechter Gehirnhälfte zu verbessern und damit Auffassungsgabe und Lernfähigkeit zu verbessern. Dazu wurden praktische Übungen entwickelt, die morgens vor der Schule durchgeführt werden sollten. Damit werden bessere Voraussetzungen für das Lernen geschaffen. Andererseits können Übungen, die nicht korrekt ausgeführt werden, ins Gegenteil umschlagen und die Lernfähigkeit eher schwächen als stärken. Deshalb verzichte ich hier auf eine allgemeine Übungsanleitung, die Fehlerquellen enthalten könnte. Wenn Sie diese zusätzliche Lernhilfe in der Heimtherapie einsetzen möchten, ist es besser, das unter der Anleitung eines erfahrenen Therapeuten zu tun.

Flüssigkeitsbedarf beachten

Mehr trinken

Viele Menschen, vor allem ältere, aber auch hyperkinetische Kinder, trinken zu wenig. Der Flüssigkeitsbedarf eines erwachsenen Menschen liegt, je nach Bewegung und Temperatur, bei täglich zwei bis drei Litern, der eines sich »hyperaktiv« bewegenden Kindes kaum darunter.

Wenn eine Pflanze nicht gegossen wird, hängen ihre Blätter schlapp und kraftlos herab. So fühlt sich auch ein Mensch, der zu wenig Flüssigkeit bekommt. Daher ist es so wichtig, daß Kinder gerade beim Frühstück mindestens ein großes Glas Flüssigkeit zu sich nehmen, am besten warmen Früchtetee. In der Schule brauchen sie ungezuckerten Obstsaft oder natriumfreies Mineralwasser. Gezuckerte Limonaden oder colahaltige Getränke sind eher schädlich.

Keine »Pausenmilch« Hyperkinetische Kinder vertragen die gutgemeinte »Pausenmilch« schlecht. Es liegt an den Eltern, für den gesundheitlich günstigsten Ausgleich des gerade bei warmem Wetter oder klimatisierten Schulräumen erhöhten Flüssigkeitsbedarfs zu sorgen.

So sollte das Frühstück aussehen

Auf keinen Fall dürfen unsere Kinder, wie es aus Bequemlichkeit oder falscher Zeiteinteilung immer häufiger vorkommt, nüchtern in die Schule gehen. Das Gehirn braucht Glukose und Sauerstoff, der Organismus eine Mindestmenge an Flüssigkeit. Ein Stück Schwarzbrot wandelt sich im Laufe des Vormittags in Glukose um und fördert die Denkfähigkeit. Ohne Frühstück kommt es zu einer Unterzuckerung mit drastisch reduzierter Aufnahmefähigkeit.

Ein Schülerfrühstück sollte nicht aus Cola, Kakao und Schokokeksen bestehen, weil der Organismus mit dem Abbau dieser »Köstlichkeiten« mindestens zwei Stunden lang vollauf beschäftigt wäre und beim hyperaktiven Kind negative Reaktionen nicht ausbleiben würden. Besser ist ein Stück **Brot mit Butter** Brot oder eine Vollkornsemmel mit Butter und Salz oder **und Salz** Käse. Dazu ist warmer Früchte- oder Kräutertee richtig, je nach Verträglichkeit ab und zu Schwarztee mit Honig, ein Ei. Da die Magensäure salzig und sauer ist, sollte auch das erste Essen salzig und sauer sein, um den Magensaft zu unterstützen. Essen Kinder zum Frühstück Süßes oder Obst, wird der Mageninhalt süß. Es kommt zu Gärung und Blähungen. Der pH-Wert verschiebt sich, und es kann zu einer Pilzbesiedlung im Darm kommen (→ Seite 22).

Wie man richtig atmet

»Massage« für das Gehirn

Die indische Sprache hat für »Atem« und »Leben« dasselbe Wort. Ohne Sauerstoff gibt es keinen einzigen Lebensvorgang, und für das Gehirn ist tiefes Atmen wie eine belebende Massage. Ein längerer Schulweg war vor der Einführung der allgegenwärtigen Schulbusse gerade bei schlechtem Wetter zuweilen zwar unbequem, aber gesund. Vernünftige Lehrer lassen die Kinder vor dem Unterricht bei weit geöffneten Fenstern wenigstens dreimal tief durchatmen. Der aufgenommene Sauerstoff reicht meist für die nächsten 45 Minuten.

Tiefes, bewußtes Durchatmen ist insbesondere für das hyperkinetische Kind so wichtig, daß es zu einem selbstverständlichen Bestandteil des Tagesablaufs werden sollte. Sie können sich dabei von einem Atempädagogen beraten lassen oder Ihr Kind je nach Neigung an einer Singschule, bei einem Chor, am Tanz- oder Gymnastikunterricht teilnehmen lassen – auch dort wird richtiges Atmen gelehrt.

Übungen, die Sie mit Ihrem Kind regelmäßig durchführen sollten

Im Achter sitzen aktiviert beide Gehirnhälften

Am besten morgens

Diese Übung dauert nur zwei Minuten und kann von der ganzen Familie ausgeführt werden, am besten morgens, damit beide Gehirnhälften gleichmäßig aktiviert werden. Das erreicht man dadurch, daß der Körper eine 8 bildet, durch die Energie fließt.

Sie können die Übung, die fünfmal wiederholt wird, auf dreierlei Weise ausführen:

1. Setzen Sie sich auf einen Stuhl, und stellen Sie den linken Fuß auf den Boden. Legen Sie das rechte Bein angewinkelt auf das linke Knie. Nun umfassen Sie mit der linken Hand den rechten Unterschenkel und legen die rechte Hand in die Wölbung zwischen Ferse und Ballen. Die Zunge liegt hinter den oberen Schneidezähnen. Natürlich können Sie Hände und Beine wechseln, der Körper muß nur eine 8 bilden.

Durch diese Körperhaltung, die Sie zusammen mit Ihrem Kind einnehmen, werden rechte und linke Gehirnhälfte gleichmäßig aktiviert.

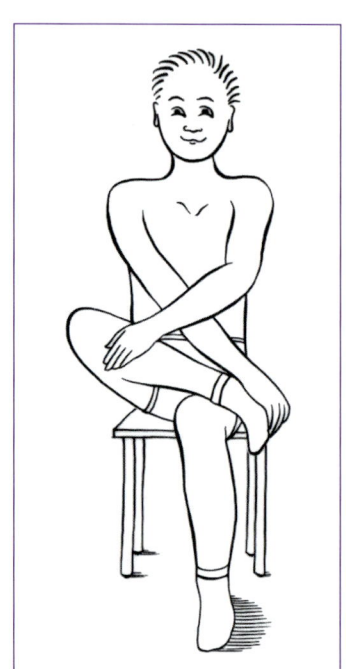

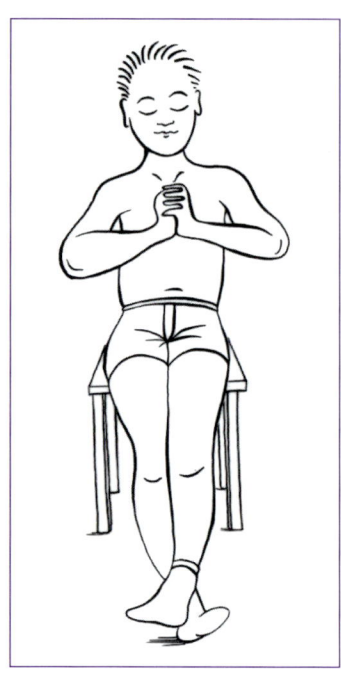

Klopfen Sie und Ihr Kind mit den Händen, die Finger sind verschränkt, leicht auf die Mitte des Brustbeins.

2. Sie verschränken im Sitzen auf dem Stuhl die Finger und legen beide Hände auf die Thymusdrüse, also etwa auf die Mitte des Brustbeins. Klopfen Sie die Thymusdrüse mit den Händen leicht an. Die ausgestreckten Füße liegen gekreuzt übereinander. Die Zunge drückt leicht an die oberen Schneidezähne, die Augen sind geschlossen.

Was man mit der liegenden Acht erreicht

Wenn Sie mit der Hand über dem Boden eine liegende Acht malen, hilft der fließende Übergang vom Linkskreis in den Rechtskreis beide Gehirnhälften »einzuschalten«. Die Bewegung muß immer von unten nach oben und von rechts nach links ausgeführt werden.

Anregung beider Gehirnhälften

Üben Sie dies zusammen mit Ihrem Kind zuerst mit der rechten, dann mit der linken Hand und schließlich mit beiden Händen gleichzeitig. Am Anfang ist es sinnvoll, die

Übungen mit einem Stift auf einem Blatt Papier zu machen. Falls ein Kind spontan eine liegende Acht zeichnet, kann das Hinweise darauf liefern, welche Gehirnhälfte dominant ist: Kindern mit unterschiedlich gut funktionierenden Gehirnhälften fällt es normalerweise schwer, mit der einen oder anderen Hand eine liegende 8 so vor sich in die Luft zu malen,

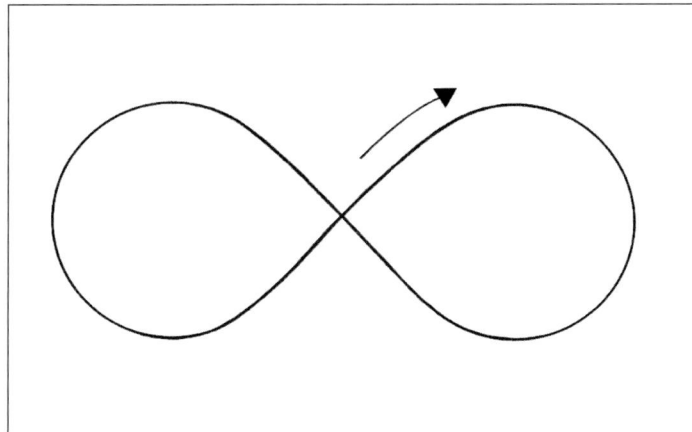

Zeichnen Sie und Ihr Kind eine liegende Acht. Beginnen Sie die Bewegung immer unten, und führen Sie sie von rechts nach links aus.

daß sich der Kreuzungspunkt genau in der Mitte vor ihrer Nase befindet. Insbesondere bei epileptischen Kindern habe ich beobachtet, daß sie die 8 senkrecht, seitlich vom Mittelpunkt ihres Körpers malen, und zwar vorwiegend auf der Seite, auf der die Anfälle stattfinden. Malt ein Epileptiker die Acht nur nach rechts, kann man daraus schließen, daß die linke, für logisches Denken zuständige Gehirnhälfte überfordert ist.

Gerade für Epileptiker ist das Malen einer liegenden Acht deshalb eine wichtige Übung zur »Zusammenführung« der beiden Gehirnhälften, damit nicht eine Hälfte überfordert wird. Dazu kann man bei größeren Kindern eine Schultafel auf den Boden legen und Kleinkinder die 8 mit einem Holzzug fahren lassen. Wichtig ist, daß die Bewegung immer von unten nach oben und von rechts nach links führen muß.

Die Überkreuz-Bewegung fördert die Koordination

Beim Marschieren bewegt man mit dem rechten Bein den linken Arm nach vorn – und umgekehrt. Es ist erstaunlich, wie vielen Kindern diese Koordinierung schwer fällt. Die Vorwärtsbewegung des rechten Beins wird nämlich von der linken Gehirnhälfte gesteuert, die gleichzeitige Vorwärtsbewegung der linken Hand von der rechten Hemisphäre.

Krabbeln Das Krabbeln ist die erste koordinierte Überkreuz-Bewegung, die ein Kind ausführt. Kinder, die nie richtig gekrabbelt sind, zeigen später Lateralitätsstörungen, die sich nicht nur beim »Marschieren«, sondern auch beim Radfahren, beim Skilanglauf, später beim Lesen und Schreiben bemerkbar machen – bei allen Tätigkeiten, die ein koordiniertes Zusammenwirken beider Gehirnhälften voraussetzen.

Koordinationstest

Ob eine Störung vorliegt, können Sie durch einen Test feststellen. Lassen Sie Ihr Kind im Stehen das rechte Bein anheben und mit der linken Hand auf den rechten Oberschenkel klopfen, dann das linke Bein heben und mit der rechten Hand daraufklopfen.

Liegt eine Lateralitätsstörung vor, klopft das Kind bei diesem Test mit der rechten Hand aufs rechte Bein und mit der linken Hand aufs linke Bein.

Koordinationsübung

Nun können Sie eine Übung versuchen, bei der beide Gehirnhälften ständig gleichmäßig gefordert sind: Lassen Sie das Kind locker marschieren und zu jedem Schritt die gegenüberliegende Hand nach vorn schwingen – rechtes Bein und linke Hand, linkes Bein und rechte Hand. **Locker marschieren**

Wenn diese Überkreuz-Bewegung nicht fließend ausgeführt wird und das Kind bei jedem Schritt überlegen muß, welcher Arm nach vorn bewegt werden muß, brechen Sie die Übung ab, weil sie das Kind schwächt.

In diesem Fall ist eine »Lateralitätsbahnung nach Denison« notwendig.

So erreichen Sie eine »Lateralitätsbahnung«

Die bessere Verbindung zwischen beiden Hälften des Gehirns wird durch zwei Übungen gebahnt, die man nacheinander je zehnmal ausführen sollte.

<u>Erste Übung</u>

Das Kind blickt im Stehen auf ein blaues Licht, das Sie als Fixierungspunkt links von ihm über Kopfhöhe halten. Dabei dreht es nur die Augen nach links oben, der Kopf bleibt gerade nach vorn gerichtet.

Nun führt das Kind die Überkreuz-Bewegung aus, das heißt, es schwenkt mit dem rechten Bein den linken Arm nach vorn und umgekehrt. Dabei soll das Kind singen oder summen.

Falls Schwierigkeiten auftreten, unterstützen Sie die Bewegung oder lassen sie im Liegen ausführen. Dann sind

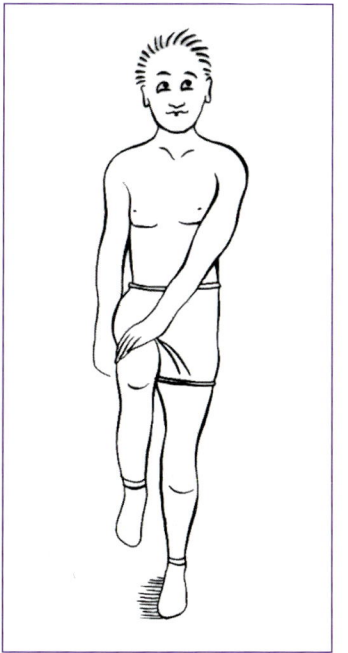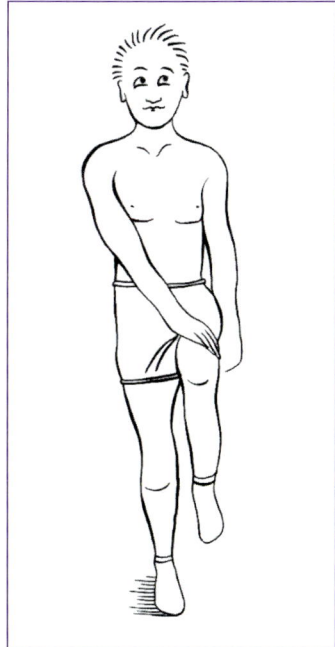

Während Ihr Kind nach links oben schaut, schwenkt es gleichzeitig rechtes Bein und linken Arm vor (linkes Bild), dann linkes Bein und rechten Arm (rechtes Bild).

Während Ihr Kind nach rechts unten schaut, schwenkt es gleichzeitig linkes Bein und linken Arm vor (Bild), dann rechtes Bein und rechten Arm.

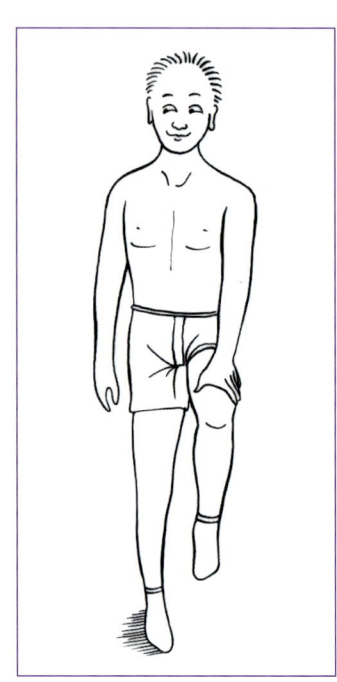

zwei Helfer erforderlich, von denen einer das Licht hält und der andere das Kind bei den Bewegungen unterstützt.

Die Übung hat folgenden Sinn: Bei der Überkreuz-Bewegung muß das Kind überlegen und strengt die für das logische Denken zuständige Gehirnhälfte an.

Der Blick nach links oben schaltet die rechte, »musische« Gehirnhälfte dazu, die durch das Singen zusätzlich aktiviert wird.

Der Sinn der Übung

Zweite Übung

Das Kind blickt im Stehen auf einen blauen Lichtpunkt, der sich rechts unten befindet. Nun bewegt es zusammen mit dem linken Bein den linken Arm nach vorn, mit dem rechten Bein den rechten Arm. Während dieser einseitigen Bewegung soll das Kind von eins bis zehn zählen.

Der Blick nach rechts unten und das Zählen regen die linke, »logische« Gehirnhälfte an.

Beide Übungen sollten nacheinander so lange in vernünftigen Abständen wiederholt werden, bis das Kind mit der Überkreuz-Bewegung keine Schwierigkeiten mehr hat.

Sollte Ihr Kind die Übungen ungern ausführen, bedeutet das keine Stärkung, sondern eine Schwächung. Dann enthält die Ausführung vermutlich einen Fehler. In solchen Fällen fragen Sie einen in der Kinesiologie erfahrenen Therapeuten um Rat.

Hilfe durch Akupressur, sie aktiviert und beruhigt

Die Akupressur ist wie die Akupunktur eine etwa 7000 Jahre alte, chinesische Heilmethode. Sie gründet in der Vorstellung, daß die Lebensenergie eines Menschen auf bestimmten Bahnen im Körper fließt. Diese Energiebahnen, Meridiane genannt, sind jeweils mit bestimmten Organen verbunden. Auf den Meridianen liegen die Akupunkturpunkte – 0,5 bis 5 Millimeter große Stellen auf der Haut.

Wenn ein Organ krank ist, reagieren die entsprechenden Akupunkturpunkte besonders druckempfindlich; umgekehrt kann ein Organ über die ihm zugehörenden Punkte in seiner Aktivität angeregt oder gedämpft werden. Anders als bei der Akupunktur, bei der die Stimulierung bestimmter Punkte durch Einstechen feiner Nadeln erfolgt, wird in der Akupressur mit einfachem Druck der Hände gearbeitet.

Einfacher Druck der Hände

Mit Akupressur kann sich auch der Laie behandeln; er muß dazu allerdings die genaue Lage der Punkte kennen, die seine Beschwerden beseitigen können.

Ohrenausstreifen aktiviert die Akupressurpunkte

Nach den Regeln der Ohr-Akupunktur sind in der Ohrmuschel alle Körperorgane durch ihre Akupunkturpunkte vertreten.

Die Übung: Streifen Sie beide Ohren mit einem Finger mehrmals sorgfältig und langsam von innen nach außen und von oben nach unten aus.

Dadurch werden sämtliche Akupunkturpunkte der Ohrmuschel im Sinne einer Akupressur aktiviert. Man erreicht damit, daß alles Gehörte besser aufgenommen und im Gedächtnis gespeichert wird.

Druck auf die Stirnbeinhöcker

Die Stirnbeinhöcker befinden sich etwa in der Mitte zwischen Haaransatz und Augenbrauen genau über den beiden Augen. Nach den Regeln der Akupunktur handelt es sich um Gallenpunkte. Ein Druck auf diese Punkte beruhigt und verbessert die Konzentrationsfähigkeit. Statuen und Gemälde

79

zeigen alte Denker oft, wie sie den Kopf in die Hand stützen, die Finger zwischen Haaransatz und Augenbrauen. Sie taten dabei unbewußt nichts anderes als durch Druck am Stirnbeinhöcker das Denken zu unterstützen.

Zeigen Sie Ihrem Kind, wie es sich auf diese Weise besser konzentrieren kann. Ahmen Sie gemeinsam mit dem Kind die Haltung der »Denker« nach und wiederholen Sie diese Übung spielerisch fünfmal. Der Druck auf die Stirnbeinhöcker sollte jeweils etwa zehn Sekunden dauern.

Die Haltung des »Denkers"

Weitere Akupressur-Übungen

Es gibt eine Redensart: »Das schlägt auf die Nieren.« Nach den Regeln der Akupunktur wirkt ein Druck auf die beiden Punkte »Niere 27« beruhigend und regt zugleich die Gehirntätigkeit an. Diese Punkte liegen dicht unterhalb der Mitte Ihrer Schlüsselbeine.

Kräftiger Druck mit den Daumen auf die zwei flachen Vertiefungen unterhalb der Schlüsselbeine wirkt beruhigend und aktiviert zugleich die Gehirntätigkeit.

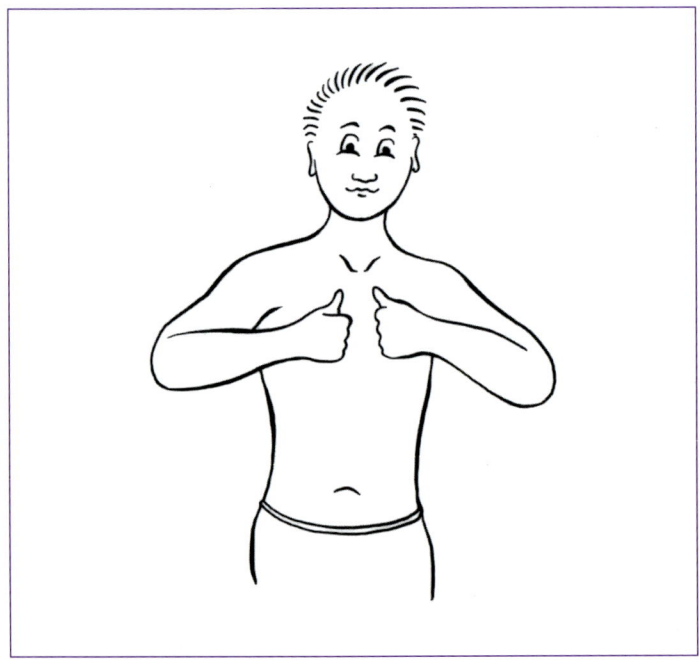

Es gibt weitere Akupunkturpunkte, über die Sie dieselbe Wirkung erzielen können.
Machen Sie die folgenden Übungen zusammen mit Ihrem Kind:

Erste Übung
Ertasten Sie unterhalb der Schlüsselbeine zwei flache Vertiefungen (→ Zeichnung, Seite 80). Das sind die »Nierenpunkte«.
Drücken Sie mit dem Daumen mehrmals nacheinander etwa 10 Sekunden auf diese Punkte. Der Druck sollte kräftig, nicht schmerzhaft sein.

Zweite Übung
Massieren Sie mit dem rechten Zeigefinger in kleinen kreisenden Bewegungen einen Punkt in der Mitte zwischen der Oberlippe und der Nasenspitze und mit den Fingern der linken Hand den Bauchnabel. Danach massieren Sie auf dieselbe Weise einen Punkt in der Mitte zwischen Unterlippe und Kinnspitze und gleichzeitig mit den Fingern der anderen Hand wieder den Nabel.
Diese Übung machen Sie am besten morgens vor dem Aufstehen oder im Bad. Sie dauert insgesamt nur 1 Minute.

Morgens vor dem Aufstehen

Dritte Übung
Massieren Sie morgens beim Duschen oder Abtrocknen eine Minute lang mit einer Hand den Bauchnabel und mit der anderen Hand das Steißbein am unteren Ende der Wirbelsäule.

Eine einfache Atemübung als »schnelle« Hilfe

Ionen sind positiv oder negativ geladene Atome, die dadurch elektrisch leitfähig werden, daß sie ein Elektron zu viel (negativ) oder zu wenig (positiv) haben. Wir fühlen uns wohl, wenn die Luft mehr negative als positive Ionen enthält. Das ist in der freien Natur und insbesondere nach

Ionenausgleich

einem Gewitter der Fall. In Großstädten oder in schlecht gelüfteten Räumen enthält die Atemluft mehr positive als negative Ionen. Dadurch wird der Körper übersäuert, es kommt zu Müdigkeit. Das ist auch bei Föhnwetter der Fall. Wenn Kinder besonders wetterfühlig sind und sich unwohl fühlen, nützt ihnen folgende Übung, die im Körper einen Ionenausgleich bewirkt:

Übung
Mit dem rechten Zeigefinger das rechte Nasenloch zu-drücken und durch das linke Nasenloch ruhig und tief einat-men. Dann mit dem linken Zeigefinger das linke Nasenloch zuhalten und durch das rechte ausatmen. Dreimal wiederho-len.
Mit dem linken Zeigefinger das linke Nasenloch zuhalten und durch das rechte tief einatmen. Dann mit dem rechten Zeigefinger das rechte Nasenloch schließen und durch das linke Nasenloch ausatmen. Dreimal wiederholen.

Vorbeugen ist besser als Behandeln

Beschwerden in der Schwangerschaft

Der Grundstein zum Hyper- oder Hypoaktiven Syndrom wird lange vor der Geburt gelegt. Nach meiner Erfahrung entwickeln sich Kinder gut, wenn Schwangerschaft, Entbindung und die Betreuung in den ersten Lebenswochen homöopathisch geführt werden. Das bedeutet, daß die werdende Mutter während der Zeit ihrer Schwangerschaft bei Beschwerden von einem Arzt homöopathisch behandelt werden sollte. Dazu einige Hinweise.

In der Schwangerschaft

Bei Eisenmangel bekommt die Schwangere vom Therapeuten dreimal täglich eine Tablette Ferrum metallicum D 6. Um das Eisen besser resorbieren zu können, erhält sie zusätzlich dreimal täglich eine Tablette Cuprum oxydatum D 4 und einmal täglich eine Tablette Folsäure. Eventuell können intramuskuläre Vitamin B 12-Injektionen vom Arzt erforderlich sein, und zwar zweimal in Abständen von einer Woche. Eisen wird am besten in homöopathischer Form resorbiert. Während der Schwangerschaft kommt es häufig zu einem Mangel an Mineralstoffen und Spurenelementen, weil der heranwachsende Fötus diese Stoffe dem mütterlichen Organismus entzieht. Eisen wird zwar für den Aufbau der kindlichen Blutzellen gebraucht, aber ein leichter Abfall des Eisenspiegels ist während der Schwangerschaft normal, weil der Kupferspiegel steigt. Außerdem werden die feinsten Blutgefäße durchlässiger. Das bedeutet eine bessere Versorgung des Organismus mit sauerstoffhaltigem Blut, Schutz vor Krämpfen und vorzeitigen Wehen. Bei Fieber, das ja eine Abwehrreaktion des Körpers ist, sinkt der Eisenspiegel immer, während der Kupferspiegel ansteigt. Das normalisiert sich, sobald das Fieber überstanden ist. Bei einem dauernden Eisenmangel sollten Sie immer Ihren Therapeuten fragen.

Eisenmangel

Beinkrämpfe

Falls Sie Beinkrämpfe bekommen, nehmen Sie täglich eine Tablette Magnerot (Magnesium), bei Müdigkeit täglich eine Tablette Folsäure, aber höchstens eine Woche lang, dann muß eine Pause eingelegt werden. Vom fünften Monat an können Sie zur besseren Ernährung der kindlichen Nerven jeden zweiten Tag eine Tablette Vitamin-B-Komplex oder Vitamin B 1 plus B 6 nehmen.

Während der Schwangerschaft hat die werdende Mutter natürlich nicht nur Medikamente, sondern auch Nikotin, Alkohol und andere Schadstoffe zu meiden. Sie sollte auf gesunde, ausgewogene Ernährung achten, auf ausreichend Bewegung an der frischen Luft sowie genügend Schlaf.

Die Schwangerschaft dauert vom Zeitpunkt der Befruchtung (meist zwei Wochen nach dem letzten Tag der Blutung) genau 280 Tage. Danach können Sie den voraussichtlichen Geburtstermin berechnen. Eine Ultraschall-Untersuchung ist nur bei Risikoschwangerschaften angebracht, bei gesunden Müttern einmal zur Kontrolle im vierten oder fünften Monat. Zwei Wochen vor dem errechneten Geburtstermin nehmen Sie täglich zweimal 5 Globuli Caulophyllum D 6.

Eugenische Kur Eine Eugenische Kur während der Schwangerschaft blockt beim ungeborenen Kind eventuell vererbte schädliche Signale ab.

Die homöopathisch geleitete Geburt

Bei folgender Kombination homöopathischer Mittel verläuft die Geburt erfahrungsgemäß schneller und unkomplizierter als ohne Homöopathie:

Nach Ankunft im Krankenhaus gibt Ihnen der homöopathisch behandelnde Arzt, sobald die Wehen regelmäßig im Abstand von acht Minuten kommen, je 5 Globuli Arnica D 200 und Cuprum D 500. **Hilfe für die Mutter**

Danach bekommen Sie zur Öffnung des Muttermundes alle fünf Minuten 5 Globuli oder eine Tablette Gelsemium D 4.

Sollten Sie fühlen, daß die Kräfte Sie verlassen, nehmen Sie bei Bedarf je 10 Tropfen Rescue Remedy, eine besondere Mischung von Bachblüten.

In den ersten Lebenswochen

Dem Neugeborenen werden je 1 Globuli Calcium carbonicum D 200 und Cuprum metallicum D 30 in die Backentasche gegeben. Kalzium hilft dem Baby über die Trennung von der Mutter hinweg, Kupfer beugt Krämpfen vor.

Tuberkulose-Impfung

Soll das Kind gegen Tuberkulose geimpft werden, muß dies unbedingt innerhalb der ersten drei Tage geschehen. Zur Ausleitung nimmt die stillende Mutter drei Tage lang täglich dreimal 5 Tropfen Umckaloabo Urtinktur. Das Kind bekommt weder Vitamine noch andere Tabletten und sollte mindestens drei Monate lang gestillt werden. Im Höchstfall ist einmal wöchentlich eine kleine Gabe Vitamin D angezeigt, und zwar in Form von »Vigantoletten«. Im Falle von Erkrankungen sollte das Baby in Abstimmung mit einem erfahrenen Arzt ausschließlich homöopathisch behandelt werden, wenn es die Diagnose erlaubt.

Weitere Impfungen

Impfungen sollte man, wie bereits erwähnt (→ Seite 36), nicht gleichzeitig durchführen, sondern zwischen die Schluckimpfung gegen Kinderlähmung und die erste kombinierte Impfung gegen Diphtherie, Keuchhusten und Tetanus eine Pause von sechs Monaten legen.

Eine homöopathische Begleittherapie hilft, Impfschäden zu vermeiden. Nach der Tetanusimpfung empfehle ich eine Woche lang täglich dreimal 5 Globuli Sulfur D 4 und nach einer Woche Pause einmalig 5 Globuli Tetanus D 30. Nach der Diphtherie-Impfung zehn Tage lang dreimal täglich 5 Globuli Hepar sulfuris D 6 und 5 Globuli Echinacea D 2, danach einmalig 5 Globuli Diphtherie D 30. Nach der Impfung gegen Kinderlähmung: Sieben Tage lang dreimal täglich 5 Globuli Sulfur D 4 und 5 Globuli Hypericum D 4, nach einer Woche Pause einmalig 5 Globuli Polio D 30.

Bei allen anderen Impfungen sollten sich die Eltern ernsthaft überlegen, ob sie wirklich notwendig sind. Besonders dann, wenn eine Stoffwechselstörung vorliegt, belastet jede Impfung den noch schwachen Organismus so sehr, daß eventuell Impfschäden auftreten könnten.

Blähungen

Blähungen beim Kleinkind weisen auf eine Schwäche der Bauchspeicheldrüse hin. Zur Abhilfe kann die stillende Mutter täglich eine Ampulle Pankreas D 4 (Firma Wala) trinken oder dreimal täglich 5 Globuli Syzyguim D 6 einnehmen. Sie dürfen dem Säugling auch einige Tropfen aus der Ampulle Pankreas D 4 in den Tee geben, dazu dreimal täglich 1 Tablette Magnesium phosphoricum D 4.

Eine Garantie für Gesundheit gibt es in diesem Leben nicht. Unsere Umwelt ist belastet, von allen Seiten drohen Gefahren. Vielen drohenden Schäden kann man jedoch vorbeugen und die Kinder vor späterem Leid bewahren. Das ist besser als Heilen.

Ein Wort zum Schluß

**Das Kind –
ein Geschenk
der Liebe?**

In unserer Konsumgesellschaft muß alles nach Plan funktionieren. Das gilt auch für die Kinder: Sie sind nicht mehr in erster Linie ein Ergebnis der Liebe zweier Menschen, sondern ein Produkt, das zu einem exakt vorgeplanten Zeitpunkt »auf den Markt kommt«. Durch die langjährige Einnahme der Pille werden viele Frauen zu einer Art »Computer« degradiert, der dann ein anderes Programm bekommt, wenn er ein Kind hervorbringen soll. Läuft dabei etwas schief, und die Frau wird nicht schwanger, korrigiert man das fehlerhafte Programm eben durch künstliche Befruchtung oder Zeugung in der Retorte.

Während der Schwangerschaft wird mit Ultraschall kontrolliert, durch Vitamine und andere Präparate beeinflußt und die Geburt eventuell nach Terminplan künstlich eingeleitet. Kaum ist das Baby auf der Welt, bekommt es auch schon seine ersten Tabletten.

Dann wundern wir uns, wenn dieses Produkt unserer Planung es wagt, hyperaktiv zu werden! Natürlich wird zunächst versucht, diese Störung zu übersehen, weil sie nicht in das ordentliche Programm paßt. Erst wenn die Auffälligkeiten gravierend werden, muß die Familie endlich handeln. Das kommt heute viel häufiger vor als noch vor 20 Jahren.

Wo ist die Liebe geblieben? Wann werden wir aufwachen und begreifen, daß unsere Kinder keine Ware sind, sondern ein Teil des Lebens und der Natur? Daß wir nicht ungestraft und nach Belieben, oft aus Berechnung oder Bequemlichkeit, in die natürlichen Abläufe eingreifen und Störungen dann mit Gewalt »zurechtbiegen« dürfen?

**Natürliche
Abläufe**

Weniger wäre manchmal mehr. Und je rascher wir einsehen, daß Kinder ein Geschenk der Liebe sind, desto eher dürfen wir uns wieder an glücklichen, gesunden Kindern freuen.

Sie sind schließlich unsere Zukunft.

Zum Nachschlagen

Bücher, die weiterhelfen

Bachmann, R.M., *Wie neugeboren durch Kneippen*, Gräfe und Unzer Verlag, München

Bock, H. E., Kaufmann, W., Löhr, G.-W., *Pathophysiologie*, Georg Thieme Verlag, Stuttgart

Cardas, E., *Atmen – Lebenskraft befreien*, Gräfe und Unzer Verlag, München

Dennison, P. und G., *Das Handbuch der EDU-Kinestetik für Eltern, Lehrer und Kinder*, Verlag für angewandte Kinesiologie

Elmadfa, I., Aign, W., Fritzsche, D., *GU Kompaß Nährwerte*, Gräfe und Unzer Verlag, München

Elmadfa, I., Muskat, E., Fritzsche, D., *GU Kompaß E-Nummern – Lebensmittelzusatzstoffe*, Gräfe und Unzer Verlag, München

Evarts, E., *Steuerung von Bewegungen durch das Gehirn*, Spektrum der Wissenschaft, Heidelberg

Flade, S., *Allergien natürlich behandeln,* Gräfe und Unzer Verlag, München

Flade, S., *Neurodermitis natürlich behandeln*, Gräfe und Unzer Verlag, München

Gümbel, D., *Wie neugeboren durch Heilkräuter-Essenzen*, Gräfe und Unzer Verlag, München

Hickethier, K., *Lehrbuch der Biochemie*, Auslieferung L. Depke-Kemmenau über Bad Ems

Herz, A., *Biochemische und pharmabiologische Aspekte der Drogensucht,* Spektrum der Wissenschaft, Heidelberg

Hopfenzitz, P., *GU Kompaß Mineralstoffe*, Gräfe und Unzer Verlag, München

Horejsi, J., *Grundlagen der Klinischen Biochemie in der Innenmedizin,* Avicenum Verlag, Prag

Jäckel, K., *Mein Kind – sicher im Alltag*, Gräfe und Unzer Verlag, München

Jonas, J., *Kreuzworträtsel des Lebens*, Nordtschechischer Verlag

Karlson, P., *Biochemie*, Georg Thieme Verlag, Stuttgart

Ketz, S., *Funktionsstörungen im Gehirn*, Spektrum der Wissenschaft, Heidelberg

Langen, D., *Autogenes Training für jeden*, Gräfe und Unzer Verlag, München

Lassen, N., Ingwar, D., Skinhoi, E., *Hirnfunktionen und Hirndurchblutung*, Spektrum der Wissenschaft, Heidelberg

Mezger, G., *Gesichtete homöopathische Arzneimittellehre*, Haug Verlag

Metzner, K., *Shiatsu – Heilsame Berührung*, Gräfe und Unzer Verlag, München

Rosival, V., *Migräne natürlich behandeln*, Gräfe und Unzer Verlag, München

Routtenberg, A., *Das Belohnungssystem des Gehirns*, Spektrum der Wissenschaft, Heidelberg

Stellmann, M., *Kinderkrankheiten natürlich behandeln*, Gräfe und Unzer Verlag, München

Stumpf, W., *Homöopathie (Der große GU Ratgeber)*, Gräfe und Unzer Verlag, München

Unger-Göbel, U., *GU Kompaß Vitamine*, Gräfe und Unzer Verlag, München

Vollmar, K., *Farben – ihre natürliche Heilkraft*, Gräfe und Unzer Verlag, München

Wagner, F., *Akupressur leicht gemacht*, Gräfe und Unzer Verlag, München

Wagner, F., *Reflexzonen-Massage leicht gemacht*, Gräfe und Unzer Verlag, München

Wöbking, W., *Mein Kind – spielerisch fördern durch Mentales Training*, Gräfe und Unzer Verlag, München

Zur Linden, V., Zur Linden, H., *Immunsystem natürlich stärken*, Gräfe und Unzer Verlag, München

Weitere Bücher der Autorin

Rosival, Dr. V., *Wegweiser zur Naturheilkunde*, Selbstverlag
Rosival, Dr. V., *Die Familie mit hyperaktivem Kind*, Selbstverlag
Beide Bücher sind zu beziehen über:
Dr. Vera Rosival Verlag, Grünbauerstraße 1, 8000 München 71.

Verwendete Literatur

Springer, Sally P., Deutsch, *Georg, Linkes und Rechtes Gehirn. Funktionelle Asymmetrien*, Spektrum der Wissenschaft

Routtenberg, A., *Das Belohnungssystem des Gehirns*, Spektrum der Wissenschaft

Selawoy, A., *Metall-Funktionstypen in Psychologie und Medizin*, Haug Verlag

Adressen, die weiterhelfen

Selbsthilfegruppen/Elterninitiativen

Falls sich eine der nachfolgenden Adressen zwischenzeitlich geändert hat, können Sie die aktuelle Adresse erfahren bei der Bundesgenossenschaft zur Förderung der Kinder mit MCD:

Frau Wagner
Wendelinusstr. 64
50933 Köln

Deutschland:

Elterninitiative
Teilleistungsstörungen e. V.
Frau Lisa Rösler
Höfenkamp 12
22393 Hamburg

Elterninitiative für Kinder mit
MCD und anderen Funktions-
störungen e. V.
Frau Dittrich
Buchenweg 22
25479 Ellerau

Elternkreis – MCD
Frau Heidrun Land
Birkenhain 12
21614 Buxtehude

Gesprächskreis Eltern
hyperaktiver Eltern
Frau Schubert
Robert-Koch-Str. 22
31582 Nienburg/Weser

Elterninitiative zur Förderung
der Kinder mit HKS
Frau Beisiegel
Langforter Str. 14
40764 Langenfeld

Elterninitiative zur Förderung
der Kinder mit MCD und HKS
Herr Horst Hamacher-
Kompernass
Ackerstr. 2
41542 Dormagen

Selbsthilfegruppe/Mütter-
gesprächskreis MCD
Frau Monika Isensee
Finkenstr. 52
47057 Duisburg

Selbsthilfegruppe MCD-HKS
Frau Christa Kirsch
Abelstr. 63
46483 Wesel

Selbsthilfegruppe
»Eltern helfen ihrem
hyperaktivem Kind«
Frau Marlies Dropmann
Am Lamperfeld 80
46236 Bottrop

Elterninitiative zur
Förderung der Kinder mit
MCD/HKS/POS e. V.
Michael-Keller-Haus
48599 Gronau-Epe,
Amelsbüren

Elterninitiative hyperaktiver
Kinder
Frau Ursula Plitzko
Korschenbroicher Str. 7
41065 Mönchengladbach

Elterninitiative Düren
Frau Wirtz
Postfach 1202
52372 Kreuzau

MCD-Förderverein
Rhein-Sieg e. V.
Herr Böhme
Schützeiche 44
53757 St. Augustin

Vereinigung zur Förderung
von Kindern mit Teilleistungsstörungen MCD e. V.
Herr Girmann
Hinterdorfstr. 53
56077 Koblenz

MCD-Elterninitiative
Frau Margret Hunke
Obere Hüttenwiese 60
58644 Iserlohn-Dröschede

Elterninitiative
»Das hyperaktive Kind«
Frau Liselotte Berthold
Am Branddorn 2
58675 Hemer

MCD Sportförderkreis
Wiesbaden e. V.
Frau Thurmann
Schachtstr. 23
65183 Wiesbaden

Initiative Mittelhessen
Herr Johann Heinrichs
Otto-Schulte-Str. 25
66857 Linden

Elterninitiative zur Förderung
entwicklungsgestörter Kinder
e. V., Herr Willy Lorey
An der untersten Buende 17
66663 Büdingen

MCD Förderkreis Mainz e. V.
Frau Thurmann
Postfach 3125
55127 Mainz

Elternselbsthilfegruppe MCD
Frau Meyer
Gutenbergstr. 16
66333 Völklingen

Elterngruppe zur Förderung von
Kindern und Jugendlichen
mit MCD-Teilleistungsschwäche
Herr Kühnling
Westlicher Graben 29
67269 Grünstadt

MCD-HKS
Elternselbsthilfegruppe
Herr Meßler
Schillerstr. 47
67373 Dudenhofen

Elterninitiative zur Förderung
von Kindern mit hyperaktivem
Syndrom e. V.
Herr Klaus Vollstedt
Postfach 3151
71384 Weinstadt

MCD-Kind Kreis Konstanz
Frau Hildegard Siebrecht
Friedrichstr. 11a
78464 Konstanz

Initiative für MCD-Kinder
Herr Friedrich Albes
Postfach 1302
79650 Schopfheim

Österreich:

Elke Krupicka
Gebhardtgasse 6/4
A-1190 Wien

Heidemarie Hagen
Schweizerstr. 69
A-2020 Magersdorf

Gertrude Kainer
Heiligkreuzerstr. 44a
A-2384 Breitenfurt

Ulli Lehecka
Stranskystr. 11
A-2540 Bad Vöslau

Rosemarie Dönz
Obdorfweg 39a
A-6700 Bludenz

Christine Schellauf
Richard Zach Gasse 11
A-8045 Graz

Gertrude Walcher
Roseggerstr. 25
A-8700 Loeben

Schweiz:

Schweizerischer Berufsverband
für Kinesiolog(inn)en,
Josefstr. 53
CH-8005 Zürich

ELPOS-Zürich
Affolternstr. 125
CH-8050 Zürich

Weitere Adressen

*Adressen von Therapeuten,
die mit der biochemisch-
homöopathischen Stoff-
wechsel-Regulationstherapie
arbeiten, erfahren Sie vom*

Bio-Institut
Grünbauerstraße 1
81479 München
*(bitte einen an Sie adressierten
und frankierten Briefumschlag
beilegen)*

*Weitere Therapeuten-Adressen
erfragen Sie bitte bei den
Verbänden:*

Fachverband Deutscher
Heilpraktiker

Heilsbachstraße 30
53123 Bonn
(Auskunft kostenlos)

Zentralverband der Ärzte für
Naturheilverfahren
Bismarckstraße 3
72250 Freudenstadt
*(nur schriftliche Auskunft;
bitte legen Sie DM 2,50 in
Briefmarken bei)*

Deutsche Gesellschaft
für Angewandte Kinesiologie
(DGAK),
Zasiusstr. 67
79102 Freiburg

*Die Adressen von Ruten-
gängern erfahren Sie über*

Fachschaft deutscher
Rutengänger
Bezirksgruppenleiter
Manfred Wiesner
Ungererstraße 159
80805 München

*Adressen für Stuhl-
untersuchung über:*

Labor Drs. Hauss
Postfach 1207
Kieler Straße 71
24340 Eckernförde

Sachregister

Die Deutsche Bibliothek –
CIP-Einheitsaufnahme

Rosival, Vera:
Hyperaktivität natürlich behan-
deln : so helfe ich meinem Kind
bei Übererregbarkeit, starker
innerer Unruhe, übersteigertem
Bewegungsdrang, extremen
Stimmungsschwankungen,
Lernschwierigkeiten, ausgelöst
durch Stoffwechselstörungen;
Hilfe und kompetenter Rat für
die Eltern; bewährte Natur-
heilmittel, Anwendungen und
Übungen / Vera Rosival. –
2. Aufl. – München: Gräfe und
Unzer, 1993
(GU Ratgeber Leben)
ISBN 3-7742-1394-1

2. Auflage 1993
© 1992 Gräfe und Unzer GmbH
München
Redaktion: Doris Schimmel-
pfennig-Funke
Lektorat: Norbert Wölfl
Korrektorat: Birgit Frohn
Zeichnungen: Gerlind Bruhn,
Thomas Weiß
Herstellung: Felicitas Holdau
Layout und Umschlag-
gestaltung: Heinz Kraxenberger
Druck: Wagner GmbH
Bindung: VSB, Unterschleißheim

ISBN 3-7742-1394-1